AF463775

ASSOCIATION DES OFFICIERS DE LA RÉSERVE
ET DE L'ARMÉE TERRITORIALE
NANCY

CONFÉRENCES

SUR

l'Alimentation en général

ET

l'Alimentation du Soldat en Campagne

PAR LE

Docteur GRIES
Médecin principal de 2e Classe de la Réserve
des Troupes Coloniales

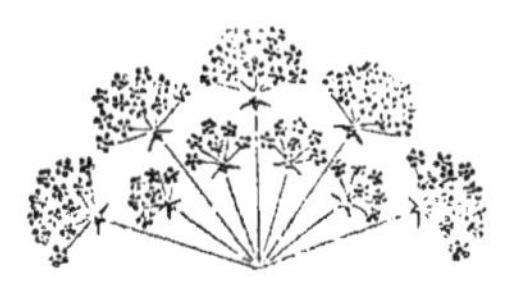

NANCY
IMPRIMERIE-LITHOGRAPHIE LOUIS KREIS, RUE SAINT-GEORGES, 51
—
1905

ASSOCIATION DES OFFICIERS DE LA RÉSERVE
ET DE L'ARMÉE TERRITORIALE
NANCY

CONFÉRENCES

SUR

l'Alimentation en général

ET

l'Alimentation du Soldat en Campagne

PAR LE

Docteur GRIES

Médecin principal de 2e Classe de la Réserve
des Troupes Coloniales

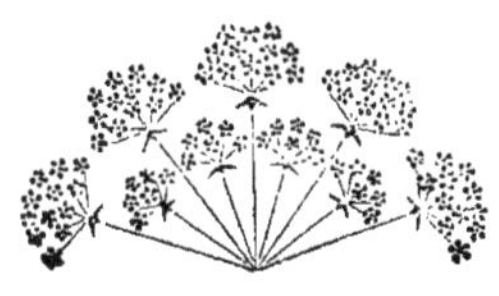

NANCY
IMPRIMERIE-LITHOGRAPHIE LOUIS KREIS, RUE SAINT-GEORGES, 51

1905

Première Conférence

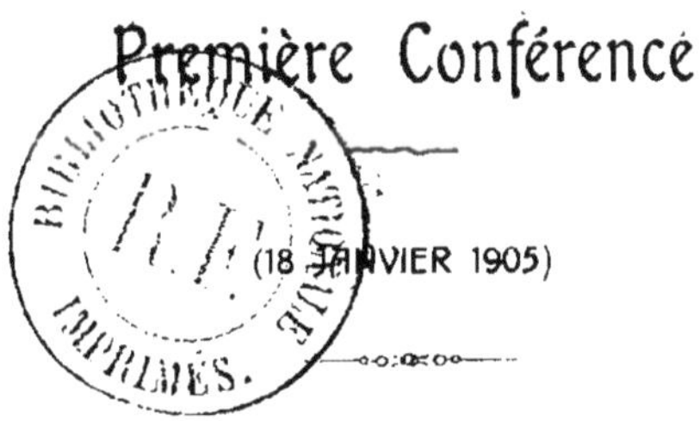

(18 JANVIER 1905)

DE L'ALIMENTATION EN GÉNÉRAL

MESSIEURS,

NOTRE excellent et sympathique Président m'ayant prié de faire une conférence aux camarades de l'Association, j'ai très volontiers accédé à son désir et choisi comme sujet : l'*Alimentation en général.*

Mon intention première était de vous entretenir de l'alimentation du soldat en campagne ; mais en étudiant mon sujet, j'ai été amené à penser qu'il était préférable de faire une étude préalable des aliments et de leur valeur nutritive, étude qui servirait d'introduction toute naturelle à celle de l'alimentation du soldat, qui pourra faire l'objet d'une autre conférence.

L'alimentation est une question de la plus haute importance sociale ; elle intéresse à la fois l'économiste, le moraliste, l'hygiéniste et le médecin : Une Société s'est formée récemment à Paris sur l'initiative d'un sénateur ou d'un député, je crois, pour l'étudier sous toutes ses faces.

Le sujet, Messieurs, est très vaste ; je me suis efforcé de

le condenser afin de vous en exposer les principaux points dans cette conférence ; j'ai dû cependant me limiter à l'étude des aliments proprement dits et réserver celle des boissons alimentaires pour une autre occasion.

Notre corps contient des principes minéraux, de l'eau qui forme environ les 2/3 du poids du corps ; ainsi un homme de 75 kil. contient 50 kil. d'eau ; — (il y a de quoi faire dresser les cheveux sur la tête à ceux qui ont horreur de ce liquide) — des corps gras, des hydrocarbures, et enfin des albumines, c'est-à-dire des substances azotées entrant dans la composition de tous les tissus de l'organisme, ainsi que dans celle du sang, de la lymphe, du lait, etc...

Or, nous subissons des pertes incessantes par les diverses voies d'excrétion, pertes qui doivent être remplacées par l'alimentation, non seulement comme *quantité*, mais encore comme *qualité*, c'est-à-dire que notre alimentation pour être rationnelle, doit comprendre à la fois des substances azotées, non azotées ou hydrocarbonées, de l'eau et des principes minéraux, car ces mêmes substances se retrouvent dans les matières que nous excrétons.

Mais avant d'aller plus loin, définissons l'aliment ; c'est toute substance *assimilable* à notre organisme par la digestion, capable d'en entretenir le fonctionnement normal soit en lui apportant les éléments nécessaires à la réparation de nos tissus usés par la vie, soit en lui fournissant par leur combustion intime le nombre de calories nécessaires à la production de l'énergie : notre organisme peut en effet être comparé à une machine dont les aliments, les hydrocarbonés surtout, sont le combustible.

Dans cette définition j'ai qualifié l'aliment de substance assimilable ; nous n'utilisons pas en effet tout ce que nous ingérons ; car presque toutes les substances alimentaires contiennent des principes non utilisables qui s'éliminent par les voies d'excrétion et constituent, avec les produits de la désassimilation et les aliments ingérés en excès, les déchets, je pourrais dire les scories de la machine animale ; parmi ces substances non digérées je citerai la cellulose qui forme la charpente des cellules végétales.

Cette définition nous fait entrevoir aussi qu'il y a deux classes d'aliments, la première comprenant les substances azotées, comme l'albumine, destinées à la réparation des tissus et appelées pour cela aliments plastiques, la deuxième classe comprenant les graisses et les substances hydrocarbonées, comme l'amidon et les sucres, destinées à la production de la chaleur et par suite du mouvement, de l'énergie et appelées pour cela dynamogènes.

Messieurs, dans l'étude des aliments il convient de distinguer les principes alimentaires ou aliments simples et les substances alimentaires ou aliments composés ; les dernières sont formées par la réunion d'un plus ou moins grand nombre d'aliments simples, mélangés en diverses proportions. Ainsi la viande comme les végétaux renferment à la fois des albuminoïdes, de la graisse, des hydrocarbures, de l'eau, des sels ; l'eau renferme des principes minéraux ; le lait contient tous les principes alimentaires ; c'est un aliment complet.

Passons rapidement en revue les aliments simples.

Les albuminoïdes, c'est-à-dire les principes azotés se rencontrent dans les substances alimentaires animales et végétales.

Dans le règne animal nous trouvons diverses albumines, les unes phosphorées, les autres sulfurées dans la chair musculaire et dans les viscères, la caséïne dans le lait, l'albumine presque pure dans l'œuf, la fibrine dans le sang, la gélatine dans les os et les cartillages.

Voici pour quelques substances animales la proportion d'albuminoïdes pour 1000 : blanc d'œuf : 117 — sole : 139 — jaune d'œuf : 163 — bœuf : 175 — canard et pigeon : 205

— fromage : 334. — Vous voyez que c'est le fromage qui tient le record et que la chair de certains oiseaux de basse-cour est plus riche en albuminoïdes que celle du bœuf.

Dans le règne végétal nous trouvons le gluten associé à l'amidon dans les céréales, la caséïne dans les pois, haricots, lentilles, etc... La proportion de ces principes azotés pour 1000 varie entre 2,5 et 5 pour les poires, pêches, pommes ; elle s'élève à 7 ou 8 pour les raisins et les cerises, à 13 pour les pommes de terre, 44 pour les chataignes, 50 pour le riz, 90 pour le pain, à 225 pour les pois et les haricots et à 264 pour les lentilles. Notons en passant que ces trois derniers légumes, pois, haricots et lentilles, contiennent notablement plus d'albuminoïdes que la viande et le bœuf, qui, je le rappelle, n'en renferme que 175.

Les corps gras naturels employés dans l'alimentation sont empruntés au règne animal et au règne végétal ; parmi les premiers citons le beurre, les graisses des viandes, le lard, etc..., parmi les seconds, les huiles, le beurre de cacao. Quant à leur proportion, pour ne pas vous donner encore une série de chiffres, je me bornerai à vous dire que les substances animales en contiennent généralement plus que les aliments végétaux, à l'exception toutefois des amandes et du cacao qui en renferment respectivement 540 et 500 pour 1000, alors que le fromage et le jaune d'œuf, les plus riches en graisses du groupe animal, n'en ont que 246 et 290.

Les principes alimentaires hydrocarbonés sont surtout représentés par l'amidon et les sucres ; nous trouvons l'amidon dans les tubercules de pommes de terre, de patates, etc., et surtout dans les graines de céréales.

Vous savez tous, messieurs, que l'amidon se transforme facilement en dextrine et en glycose sous l'influence des acides dilués ou de certains ferments comme celui de la salive ; c'est en tant que glycose que l'amidon joue son rôle important dans la nutrition. Le foie des animaux contient le glycogène ou amidon animal.

La proportion d'amidon contenue dans les divers aliments végétaux varie de 155 p. 1000 dans les pommes de terre, à 822 p. 1000 dans le riz ; la farine de froment en contient 644 p. 1000.

Nous ingérons non seulement du sucre ordinaire, tiré de la canne à sucre ou de la betterave, mais nous en absorbons encore en mangeant de la carotte, du navet, du melon, de la citrouille, etc. Dans le lait, nous trouvons la lactose, qui a un rôle important dans l'alimentation des enfants. Un autre sucre, la glycose, existe dans les fruits sucrés, dans le miel, dans les boissons fermentées et dans la chair musculaire sous le nom d'inosite.

La proportion de sucre est, dans les navets, de 83 p. 1000 ; dans les betteraves, de 92, et dans les raisins, de 143 ; dans les figues, elle s'élève à 625.

Les substances minérales sont des principes aussi indispensables que les autres à une nutrition normale, puisqu'elles font partie intégrante de la constitution de nos tissus ; outre le sel ordinaire que nous y ajoutons, tous nos aliments en renferment ; c'est le fromage qui en contient le plus, 54 p. 1000, puis viennent les poissons de 17 à 20 p. 1000, la viande de bœuf, 11 p. 1000 seulement ; dans le règne végétal, ce sont les châtaignes, les lentilles, les épinards, les pois et les amandes qui sont le plus riches en sels ; ces dernières en renferment 47 p. 1000.

L'eau, dont même les jeûneurs de profession ne peuvent se passer dans leurs retentissantes expériences, contient 20 à 30 o/o de son volume d'air et des substances minérales, carbonates, sulfates, chlorures. Vous savez tous qu'une eau bouillie, par suite privée d'air, est indigeste ; mais mieux vaut encore s'exposer à cet inconvénient qu'à l'absorption de germes morbigènes. Mais nous n'ingérons pas seulement de l'eau en boisson ; nos aliments nous en fournissent en proportion notable, qui varie de 370 à 740 p. 1000 pour ceux d'origine animale et de 35 à 940 p. 1000 pour ceux d'origine végétale.

Il me reste à citer, pour terminer cette énumération des aliments simples, les acides végétaux acétique, citrique, tartrique, malique, etc. que nous ingérons avec le vinaigre, les fruits, certains légumes, le vin, les limonades, etc.

Passons maintenant à l'étude des substances alimentaires.

La viande de boucherie, y compris celle de cheval, contient en moyenne, pour 1000 parties, 730 d'eau, 175 d'albuminoïdes, 40 de graisse et 11 de sels. La chair d'oiseau contient en général un peu plus d'albuminoïdes et de sels, et un peu moins de graisse que la précédente. Quant à celle du poisson, elle est moins riche en albuminoïdes et plus riche en graisse et en sels. Remarquez qu'il n'est pas question d'hydrocarbonés qui se trouvent en effet dans ces chairs en quantité presque négligeable au point de vue alimentaire ; certains viscères seulement en contiennent en proportion notable ; le foie en renferme 15 à 20 p. 1000 sous forme de glycogène.

Les principes albuminoïdes de la viande sont les uns phosphorés, les autres sulfurés ; l'un d'eux forme l'écume du bouillon.

Elle contient encore des lécithines qui sont des graisses phosphorées, des matières dites extractives, créatine, créatinine, de l'acide lactique, des sels, les chlorures de sodium et de potassium, le phosphate de potasse. etc.

Diverses conditions influent sur le goût et la composition des viandes ; personne de vous n'ignore que les animaux châtrés ont une chair plus succulente et plus grasse, que le genre d'alimentation modifie leur saveur spéciale ; je ne citerai comme exemple que le cochon de lait et la grive. Mais une notion nouvelle a été acquise grâce aux travaux du docteur Gautier, c'est que les viandes blanches, veau, lapin, poulet sont un peu moins digestibles que la viande de bœuf ou de mouton, contiennent en outre plus de substances extractives et donnent naissance dans l'organisme à une plus grande quantité d'acide urique ; c'est donc une erreur de les recommander comme plus légères dans certaines maladies.

La viande de cheval a une grande valeur alimentaire, elle est même plus riche en albuminoïdes que le bœuf et aussi salubre à condition, bien entendu, qu'elle ne provienne pas d'animaux malades ou abattus pour cause de vieillesse extrême ; en outre le cheval fournit en viande nette un rendement supérieur de 10 0/0 à celui du bœuf, et sa valeur marchande atteint actuellement la moitié environ du prix de la viande de bœuf ; au point de vue économique, il est donc désirable que les boucheries hippophagiques se multiplient. C'est obéir à un véritable préjugé que de ne pas en manger. Une petite anecdote en passant au sujet de ce préjugé ; pendant le siège de Strasbourg, mon père avait déclaré que jamais il ne se résoudrait à goûter à ce mets ; un jour, le bœuf venant à manquer, on lui servit, sans le prévenir, du cheval sous forme de bœuf à la mode, qu'il trouva fort bon ; à la fin du repas on lui avoua la supercherie, et, dès lors, laissant de côté son préjugé, il mangea du cheval sans répugnance et même avec plaisir durant le reste du siège. A Paris il y a aujourd'hui 300 boucheries hippophagiques ; il s'y consomme 30.000 chevaux environ par an et on y a inauguré récemment un abattoir municipal de chevaux, à l'entrée duquel on a placé le buste du propagateur de l'hippophagie, M. Emile Decroix. En campagne, l'utilisation des chevaux tués serait d'une ressource inappréciable et je crois qu'elle est aujourd'hui prévue.

La viande de porc, bien que plus compacte et plus grasse que les autres, s'assimile assez facilement, surtout mangée froide ; le jambon est particulièrement très digestible même pour des estomacs délicats.

Les Chinois mangent du chien ; c'est une race d'assez petite taille et sans poils qu'ils engraissent dans ce but ; et il est à supposer qu'ils en trouvent la chair fort appétissante ; mais l'aspect de l'animal que j'ai vu n'est pas très engageant ; le corps est gros, informe, en disproportion avec la tête et les pattes, la peau est lisse, tendue par la graisse sous-jacente et luisante.

Quelques mots maintenant sur les divers modes de préparation des viandes.

Vous savez que la viande crue se donne dans diverses maladies à la dose de 100 à 300 grammes par jour ; elle est en effet plus facilement digestible que la viande cuite, surtout quand elle est réduite en pulpe ; on donne de préférence le mouton qui ne contient pas d'œufs de tœnia ; le cheval convient aussi et je l'ai vu récemment servir aux malades dans un sanatorium de tuberculeux. Une voix très autorisée s'est élevée tout récemment contre cette alimentation des tuberculeux par la viande crue ; le docteur Georges Petit, secrétaire général de la *Société internationale de la tuberculose*, dans un travail paru en novembre dernier, conclut de ses observations que ce régime est tout à fait contre-indiqué chez les tuberculeux, parce que, dit-il, il a pour effet d'augmenter encore la déminéralisation de ces malades, c'est-à-dire la perte de leurs sels, les phosphates surtout, par les urines. Cette perte en excès des sels est, en effet, une des caractéristiques de la tuberculose et favorise singulièrement l'invasion et la pullulation du bacille ; cela est si vrai que chez les malades qui guérissent, et ils sont heureusement nombreux, la guérison des lésions des poumons a lieu par crétification ou calcification. Cette opinion du docteur G. Petit mérite sérieuse considération et il est à désirer que les spécialistes se mettent d'accord sur l'alimentation des tuberculeux par la viande crue. Vous excuserez, Messieurs, cette excursion sur un terrain plutôt médical en raison de l'intérêt général qu'offre cette question de l'alimentation des tuberculeux. Cette disgression aura eu du reste cet avantage de nous montrer l'importance des sels dans la nutrition de notre organisme.

Ce sont les viandes rôties qui sont les plus savoureuses; les albumines ne sont coagulées qu'à la surface et forment une couche protectrice pour les parties centrales qui conservent ainsi leurs principes nutritifs.

La viande bouillie a une valeur alimentaire assez faible, d'autant plus faible que son contact avec l'eau bouillante a été plus prolongé; elle cède en effet à l'eau une partie de ses albumines, les matières extractives, le glycogène, les graisses, la gélatine et les sels minéraux solubles; aussi manque-t-elle de saveur et sommes-nous incités à l'ingérer avec des condiments; pour bien conserver son goût et sa valeur nutritive, il faudrait la préparer en vase clos, comme la marmite américaine.

Je vais vous lire ce qu'en dit Brillat-Savarin, un magistrat aussi fin lettré que fin gourmet, qui publia en 1825 un ouvrage de gastronomie plein d'esprit sous le titre de *Physiologie du goût*.

« Le bouilli est une nourriture saine qui apaise promp-
« tement la faim, se digère assez bien, mais qui, seul, ne
« restaure pas beaucoup, parce que la viande a perdu dans
« l'ébullition une partie des sucs animalisables.

« On tient, comme règle générale en administration, que
« le bœuf bouilli a perdu la moitié de son poids.

« Nous comprenons, sous quatre catégories, les per-
« sonnes qui mangent le bouilli.

« 1° Les routiniers qui en mangent parce que leurs pa-
« rents en mangeaient et qui, suivant cette pratique avec

« une soumission implicite, espèrent bien être aussi imités « par leurs enfants.

« 2° Les impatients qui, abhorrant l'inactivité à table, « ont contracté l'habitude de se jeter immédiatement sur « la première matière qui se présente.

« 3° Les inattentifs qui, n'ayant pas reçu du ciel le feu « sacré, regardent les repas comme les heures d'un tra- « vail obligé, mettent sur le même niveau tout ce qui peut « les nourrir et sont à table comme l'huître sur son banc.

« 4° Les dévorants, qui, doués d'un appétit dont ils « cherchent à dissimuler l'étendue, se hâtent de jeter dans « leur estomac une première victime pour apaiser le feu « gastrique qui les dévore et servir de base aux divers en- « vois qu'ils se proposent d'acheminer vers la même des- « tination.

« Les professeurs ne mangent jamais de bouilli, par res- « pect pour les principes et parce qu'ils ont fait entendre « en chaire cette vérité incontestable : le bouilli est de la « chair sans son jus. »

Vous voyez, Messieurs, que Brillat-Savarin ne faisait pas grand cas du bouilli qu'il remplaçait volontiers par un filet rôti ou un turbot.

Le bouillon est une solution de matières entractives, de sels, de gélatine, de graisses de peptones, c'est-à-dire d'albumines transformées en petite quantité ; il contient en outre divers principes toxiques connus sous le nom de leucomaïnes, mais en quantité assez faible pour que leur action nuisible ne soit pas à craindre chez l'homme sain ; il n'en serait plus de même chez certains malades, et un de nos grands maîtres parisiens de la médecine proscrit absolument cette solution de poisons, comme il l'appelle, dans les maladies infectieuses, fièvre typhoïde par exemple.

La valeur alimentaire du bouillon est très controversée ;

quoiqu'il en soit il a une action stimulante et restaurante incontestable que chacun de nous a éprouvée, et le pot-au-feu n'est pas près de disparaître de nos menus de famille. Il a une vertu pepsinogène démontrée par le physiologiste Schiff, c'est-à-dire qu'il active et stimule la sécrétion du suc gastrique et devient ainsi le meilleur des apéritifs ; à ce titre il devrait être pris environ une demi-heure avant le repas ; faites-en l'expérience et vous reconnaîtrez la réalité de son action bienfaisante sur l'appétit et la digestion.

Je ne vous parlerai pas aujourd'hui des viandes salées et fumées qui seront étudiées avec l'alimentation du soldat.

En ce qui concerne les principaux viscères, reins, foie, cervelle, ris de veau, je me bornerai à vous dire que leur valeur alimentaire est bonne, mais qu'ils donnent naissance à beaucoup d'acide urique et que, par suite, les arthritiques, les goutteux devront s'en abstenir.

Les poissons constituent un excellent aliment bien que contenant une moindre proportion d'albuminoïdes que la viande, 135 au lieu de 175 p. 1000 ; quant à la quantité de graisse, elle varie beaucoup suivant les espèces, 11 à 15 p. 1000 dans la sole, le merlan, le brochet qui sont de digestion facile ; le maquereau, l'anguille, le hareng en contiennent beaucoup plus, jusqu'à 130 p. 1000 et sont pour cela d'une digestion difficile.

Vous avez certainement, Messieurs, entendu parler de l'influence de cet aliment sur les appétits et les facultés génésiques et vous savez que les peuples ichthyophages sont particulièrement prolifiques.

Les huîtres sont riches en albumine, lécithine et glycogène ; c'est un aliment très digestible et Brillat Savarin ne les a pas oubliées : voici une petite anecdote de son livre :

« En 1798, à Versailles, j'avais pour ami le greffier du « tribunal, grand amateur d'huîtres ; il se plaignait de

« n'en avoir jamais à satiété, et comme il le disait, tout « son saoul.

« Je résolus de lui procurer cette satisfaction et à cet « effet l'invitai à dîner avec moi le lendemain.

« Il vint, je lui tins compagnie jusqu'à la troisième dou- « zaine, après quoi je le laissai aller seul. Il alla jusqu'à la « trente-deuxième douzaine, c'est-à-dire pendant plus « d'une heure.

« Cependant j'étais dans l'inaction, et comme c'est à « table qu'elle est vraiment pénible, j'arrêtai mon convive « en lui disant : « Mon cher, votre destin n'est pas de man- « ger aujourd'hui votre saoûl d'huîtres, dinons ». Nous « dînâmes et il se comporta avec la vigueur et la tenue « d'un homme qui aurait été à jeun. »

Quant aux moules, vous savez combien sont fréquents les accidents d'intoxication qu'elles occasionnent.

Les crustacés, langoustes, homards, crevettes, etc. ont une chair riche en principes azotés et en phosphore, mais à fibres compactes et par suite assez indigestes.

Voyons maintenant les avantages et les inconvénients du régime carné et dans quelle mesure nous devons l'utiliser.

Beaucoup de gens pensent que la viande est le seul aliment capable de nous donner de la force et de refaire nos muscles. C'est là une erreur facile à démontrer ; nous avons l'exemple, tout d'actualité, les Japonais qui ne se nourrissent que de riz, de farine, de haricots et de poisson sec et font preuve d'une endurance et d'une vigueur remarquables ; j'ai vu des Chinois, des Indiens, dont l'alimentation est aussi presque exclusivement végétale, fournir une somme de travail considérable ; on dit « fort comme un Turc » et nous savons qu'il est très sobre en général ; enfin l'histoire rapporte que la nourriture des lutteurs antiques était exclusivement végétale.

La chair musculaire est loin d'être un aliment complet, nous l'avons vu tout à l'heure en étudiant sa composition, et les expériences sur l'homme et les animaux le prouvent surabondamment ; il en faudrait ingérer 2 kil. par jour pour fournir à l'organisme les quantités de graisse et d'hydrocarbonés indispensables à la nutrition ; un savant s'étant soumis à ce régime, ne put continuer au delà du deuxième jour, pris de dégoût et atteint de malaises très graves.

La viande ne doit et ne peut servir en effet qu'à nous fournir de l'albumine et un peu de graisse, principes qui se trouvent aussi dans les végétaux, comme nous l'avons vu, et souvent en proportion plus considérable. Physiologiquement parlant, on peut donc parfaitement se passer de manger de la viande.

Quoiqu'il en soit, les hygiénistes estiment que 100 à 150 grammes de viande par jour sont une quantité tout à fait suffisante ; au-delà le régime carné est excessif et devient nuisible en produisant trop d'acide urique et souvent l'intoxication. Aussi les affections arthritiques, la goutte, la gravelle sont-elles plus fréquentes en Angleterre où l'on est grand mangeur de viandes.

L'Anglais en absorbe en effet 60 kilogs par an, tandis que le Français n'en consomme que 39 kil. ; mais à Paris la moyenne s'élève à 93 kil., soit 0 k. 255 par jour et par tête ; le ventre de la capitale absorbe 247 millions de kilogs de viande de boucherie par an.

Les animaux peuvent aussi être rendus goutteux par le régime carné ; l'expérience a été faite sur des poules qui ont eu de véritables accès de goutte et dont on a trouvé les reins remplis de cristaux d'acide urique.

On a même accusé l'alimentation carnée de produire la dégénérescence de l'espèce et l'infécondité : le Dr Houssaye a récemment communiqué à l'Académie des Sciences le résultat d'expériences qu'il a faites sur des gallinacés ; il aurait observé d'une part que les œufs provenant des poules nourries de déchets de viande étaient presque tous inféconds, d'autre part que l'instinct sexuel était tout-à-fait émoussé chez les coqs soumis au même régime, et de là il conclut que l'abus du régime carné est le facteur par excellence de la dégénérescence et de la disparition des familles, dans les classes supérieures surtout, qui abusent de cette alimentation de luxe. Ces conclusions me paraissent un peu hâtives ; car enfin le régime carné n'est pas normal pour les gallinacés, et il me paraît hasardeux de conclure des gallinacés à l'homme, du moins en ce qui concerne l'influence du régime carné sur la fécondité et le sens génésique.

J'ai dit tout à l'heure que le régime carné produit souvent l'intoxication ; on peut en effet affirmer aujourd'hui d'une façon certaine que la viande donne naissance à des produits toxiques, en minime quantité heureusement quand elle est fraîche, produits qu'un organisme sain élimine au fur et à mesure de leur production par le foie et les reins.

Le foie surtout a pour fonction de détruire les toxines que le sang lui apporte de la surface intestinale ; s'il reçoit plus de toxines qu'il n'en peut détruire ou si son tissu est altéré, son rôle antitoxique devient insuffisant ou s'annule et une intoxication lente et continue se manifeste; il en est de même lorsque les reins sont malades.

Ce sont là des notions courantes aujourd'hui dans la pratique médicale, et c'est à M. le Professeur Huchard que revient le mérite de les avoir mises en lumière, et d'avoir préconisé le régime lacto-végétarien dans nombre de maladies.

C'est le gibier qui tient le record comme viande toxique ; il contient les principes toxiques les plus redoutables, appelés ptomaïnes : chacun de vous se rappelle les fameux canards à la Rouennaise qui ont défrayé pendant quelque temps la chronique des journaux. De pareils accidents sont communs à l'époque de la chasse, où beaucoup de gens se régalent de cadavres d'animaux pourris, décorés du nom de gibier faisandé ; ces empoisonnements alimentaires aigüs sont connus sous le nom de botulisme (du latin *botulus* saucisson).

Enfin, Messieurs, on aurait observé que le carnivorisme favorise le développement d'une maladie devenue si fréquente de nos jours, l'appendicite : bien que cette opinion soit étayée sur des statistiques, je ne saurais vous dire si elle est exacte.

Le régime carné est aussi un régime *excitant* ; les animaux carnivores sont en général féroces et sauvages, tandis que les herbivores sont doux et faciles à domestiquer ; de plus le caractère d'un animal omnivore change avec son alimentation ; on a remarqué que les rats blancs des laboratoires deviennent méchants et mordeurs quand on les nourrit de viande. C'est à cause de cette action excitante, comparable à celle de l'alcool ou de la morphine, que l'homme habitué à un régime carné excessif et à qui on supprime ou diminue brusquement la viande, tombe à plat comme l'alcoolique ou le morphinomane et ne retrouve son équilibre énergétique qu'au bout de quelques jours du nouveau régime qui lui a été imposé ; j'ai eu l'occasion d'observer plusieurs exemples de ce fait.

Messieurs, j'en ai terminé avec le régime carné ; j'espère après les notions que je vous ai exposées, vous avoir persuadés que manger trop de viande offre des inconvénients multiples et qu'une hygiène bien comprise nous commande d'en réduire la proportion dans notre alimentation aux quantités strictement nécessaires, soit à 150 gr. par jour au maximum.

J'aborde maintenant l'étude du régime végétarien.

Parmi les adeptes du végétarisme, il y a lieu de distin-

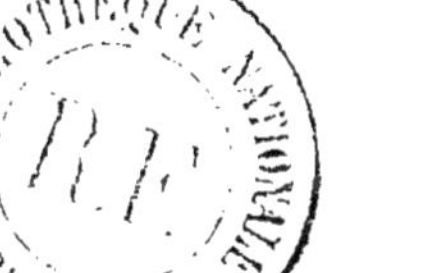

2

guer les fruitariens qui ne se nourrissent que de fruits (ils doivent être rares), les végétariens qui mangent de tous les végétaux, et enfin les végétariens ordinaires qui mitigent le régime par l'addition de produits animaux tels que le beurre, les œufs, le lait, les fromages ; je n'aurai en vue dans les considérations qui vont suivre que cette dernière catégorie.

Ainsi compris, le végétarisme a-t-il des inconvénients ? Les albumines végétales, a-t-on dit, sont moins facilement digestibles et moins complètement assimilables que les albumines animales ; ces dernières sont en effet assimilées dans la proportion de 97 pour 100 tandis que les végétales ne le sont que dans la proportion de 80 pour 100 seulement ; mais il faut remarquer que le régime végétarien mitigé comporte en général une proportion d'albumine beaucoup plus forte que le régime animal ; ainsi le fromage contient 335 pour 1000 d'albuminoïdes, les légumes secs 240 pour 1000 en moyenne, tandis que la viande, je le rappelle, n'en renferme que 175 ; il y a donc compensation de ce côté et le régime végétarien est aussi nutritif sous ce rapport que le carné.

On lui a encore reproché de laisser trop de résidus et d'encombrer le tube digestif ; cela est vrai dans une certaine mesure, les végétaux, les légumes verts surtout, contenant beaucoup de cellulose non assimilable ; mais cet inconvénient se trouve encore atténué par ce fait que ces résidus excitent favorablement la contractilité intestinale et préviennent ainsi la constipation dont souffrent en général les gens voués à un régime trop carnivore et qui est la cause souvent méconnue de bien des maladies.

Enfin, on a accusé le régime végétal de ne pas donner autant de force que le régime carné ; les exemples déjà cités prouvent qu'il n'en est rien, et j'en donnerai d'autres preuves dans quelques instants.

Tels seraient les inconvénients de ce régime ; comme

vous le voyez, ils sont bien légers ; passons maintenant a ses avantages.

D'abord, au point de vue médical, d'une part ses albuminoïdes fournissent une moindre quantité d'acide urique que la viande, d'autre part il ne donne pas naissance à des fermentations nocives ni à des déchets toxiques ; il convient donc très bien aux malades en général et aux arthritiques en particulier.

Au point de vue physiologique, il a l'avantage d'apporter à notre organisme à la fois les albuminoïdes, les graisses, les hydrocarbonés et les sels ; certains de ces aliments peuvent même être considérés comme des aliments concentrés ; telles sont les amandes, noix, noisettes ; les amandes par exemple renferment 240 pour 1000 d'albumine, 537 de graisse et 72 d'hydrate de carbone, les lentilles 265 pour 1000 d'albumine, 25 de graisse et 580 d'hydrate de carbone.

Les céréales, les légumineuses, les fruits oléagineux ont donc une très grande valeur nutritive, supérieure à celle de la viande, et offrent en outre l'avantage de contenir plus que celle-ci des substances minérales ; ainsi les légumineuses (pois, haricots, fèves, lentilles) en contiennent de 23 à 25 pour 1000 tandis que la viande de bœuf n'en renferme que 11 pour 1000.

On trouve dans les lentilles une assez forte proportion de fer sous une forme très assimilable ; cela me rappelle certain médecin qui disait à ses malades anémiés d'acheter leur fer au marché plutôt que chez le pharmacien.

A propos des sels contenus dans les végétaux, je vais vous dire quelques mots sur le mode de cuisson des légumes. Un savant hygiéniste, le Dr Monteunis, de Dunkerque, a publié récemment sur ce sujet un travail fort intéressant intitulé : « La médication alcaline naturelle par l'alimentation ». Il y signale le mode déplorable adopté pour la cuisson des légumes, et qui consiste à les faire cuire dans une trop grande quantité d'eau ; ce mode de préparation les prive non seulement d'une grande partie de leurs éléments nutritifs (albumine, amidon, graisse ou sucre) mais encore de leurs essences aromatiques et de leurs sels minéraux, ces principes si utiles, les essences en impressionnant favorablement le goût et par suite le travail digestif, les sels minéraux par leur grande importance dans notre nutrition. — Pour leur conserver tous ces principes, les légumes doivent être cuits à l'étuvée, dans leur jus ou avec une très petite quantité d'eau ; c'est la cuisson en vase clos et ce serait là le secret des végétariens pour laisser aux légumes toutes leurs qualités aromatiques, nutritives et hygiéniques.

Le Dr Monteunis ajoute que nous remplaçons par routine les sels des végétaux par le sel de cuisine, qui au lieu de faciliter les combustions ou fermentations normales dans l'organisme, comme le font les sels vitalisés des végétaux, les entrave au contraire. C'est précisément en vertu de cette propriété antifermentescible du sel marin qu'il est employé pour conserver les viandes, poissons et légumes ; or, ce mode de conservation est aussi peu recommandable que le mode de cuisson, puisque toutes les conserves faites dans le sel marin perdent leurs sels minéraux, si précieux et si nécessaires à l'organisme, et absorbent en échange du sel marin par un véritable phénomène d'osmose.

Une de nos grandes fabriques de conserves a commencé l'application de ces notions ; elle annonce en effet dans les journaux la vente de petits pois à l'étuvée.

Messieurs, les graisses et les substances hydrocarbonées, ces dernières surtout, sont la véritable source de l'énergie musculaire en produisant de la chaleur laquelle se transforme en mouvement ; c'est là une notion universellement acceptée par les physiologistes ; je crois inutile de vous exposer les expériences qui l'ont établie, et il me suffira de vous en indiquer les principaux résultats. — On a calculé le nombre de calories produites par la combustion intime des diverses substances alimentaires et on a trouvé que ce sont les aliments végétaux qui à poids égal fournissent le plus de chaleur et par suite d'énergie : ainsi un kilog de viande ne fournit que 1180 calories, tandis que un kilog de pain en donne 2700, le riz, 3500, les lentilles 3725 et les amandes sèches 6100 calories.

Or notre organisme a besoin pour son fonctionnement normal de 2200 calories environ que nous avons tout avantage à demander pour la grande partie aux aliments végétaux, qui nous les fournissent sous un moindre volume et à meilleur compte. — Il faut en moyenne à un adulte, en 24 heures, 120 grammes d'albuminoïde, 90 grammes de graisse et 330 grammes de substances hydrocarbonées pour la production des 2200 calories.

Quelques exemples empruntés aux sports vont nous prouver la supériorité du végétarisme comme source d'énergie et d'endurance. — Tous les records du cyclisme sont détenus par des végétariens. Il en est de même pour les courses à pied ; dans une course pédestre de 112 kilomètres qui a eu lieu en 1899 en Allemagne, sur 25 concurrents il y avait 8 végétariens : 6 de ces derniers arrivèrent les premiers, et le vainqueur fournit la course en 14 heures 11 minutes, soit 8 kilomètres environ à l'heure. Dans une autre course entre Dresde et Berlin, 202 kilomètres, le même coureur la fournit en 26 heures 52 minutes et arriva le premier : sa nourriture ne comprenait que des fruits sucrés, du beurre, des noix, des légumes verts, des salades, du pain et du vin non fermenté ; son principal concurrent s'était alourdi avant le départ par un dejeûner composé de viande et de vin et dut abandonner la course dès le 35e kilomètre. Cette course a eu un véritable caractère scientifique et a été présidée par une commission de savants physiologistes.

Autre exemple qui intéressera nos ascensionnistes de la Réunion et que j'ai choisi à leur intention. Un physiologiste, adepte du végétarisme, raconte qu'il est allé, en 15 heures, d'Argelès à Barèges par le lac Bleu et le pic du Midi, faisant un trajet de 18 lieues et gravissant en six ascensions successives une hauteur de 4870 mètres, et que cependant il était rentré alerte, sans fatigue et disposé à recommencer le lendemain, tandis que son guide, un carnivore, était surmené et fut sur le flanc quelques jours.

Messieurs, vous avez eu comme moi sans doute connaissance des expériences faites dans l'armée allemande sur l'influence de l'introduction du sucre dans la ration du soldat, et vous savez qu'elles ont été très démonstratives en ce qui concerne la plus grande vigueur et la plus grande endurance des soldats soumis à ce supplément de régime,

Je regrette de ne pouvoir vous donner des chiffres, n'ayant pas retrouvé mes notes à ce sujet. Je ne puis vous dire non plus si la ration de sucre a été augmentée pour le moment dans l'armée allemande à la suite de ces expériences. Cela est à rapprocher de la pratique aujourd'hui assez généralement adoptée d'ajouter de la mélasse à l'alimentation des chevaux.

Cette action, éminemment dynamogène du sucre ne doit pas nous étonner : car il fournit 4,100 calories par kilogr., et il est surtout consommé, à l'état de glycogène, qui est le sucre de réserve de l'organisme, pour les muscles pendant leur contraction.

Messieurs, il n'y a rien de nouveau sous le soleil, et on trouve dans Plutarque qui vivait il y a 1900 ans les mêmes préceptes que chez les hygiénistes de nos jours. Voici ce qu'il écrivait : « Ce que les aliments ont d'agréable n'est « salutaire que dans la proportion où ils sont nutritifs (au« jourd'hui l'on dirait : on ne se nourrit pas de ce qu'on « ingère, mais de ce qu'on digère). Le mieux est d'habi« tuer son corps à n'avoir nullement besoin de manger de

« la chair d'animaux. La terre fournit avec assez de libé« ralité non seulement à notre nourriture, mais encore à « notre sensualité et à nos jouissances par les aliments qui, « sortis de son sein, ne demandent aucun travail et par « ceux que des mélanges et des apprêts variés rendent en« core plus savoureux. »

Je pourrais multiplier les citations analogues d'auteurs anciens et modernes, mais me bornerai à celle-ci extraite d'un ouvrage du Dr Linossier : « L'Hygiène du dyspeptique » paru en 1900. « Depuis sa naissance jusqu'à sa « mort, dit-il, l'homme ne cesse de surmener et de mal« mener ses organes digestifs. Quand on réfléchit au tra« vail antiphysiologique réclamé par la plupart de leur « estomac, on n'est plus surpris de la fréquence des dys« pepsies ; on s'étonne que quelques-uns y échappent. » Et il ajoute cette boutade : « On appelle volontiers empoi« sonneur un mauvais cuisinier ; en réalité, cette épithète « serait mieux appliquée aux bons, qui par leurs apprêts « savants sont responsables des maladies des gros man« geurs. »

Voyons maintenant les avantages économiques et sociaux du végétarisme.

On a calculé que l'albumine empruntée à la viande coûte beaucoup plus cher (11 fr. le kilo), que celle empruntée aux végétaux (2 fr. 50 le kilo) ; ces derniers renfermant en outre des hydrocarbonés, la dépense se trouve encore réduite, de sorte qu'en définitive l'albumine de la chair revient environ 8 fois plus cher que l'albumine végétale.

Le prix de la ration d'entretien, c'est-à dire de celle nécessaire à notre organisme pour lui fournir les 2200 calories dont il a besoin pour son fonctionnement normal, revient pour :

Le carnivore, à 2 francs par jour ;

Le semi-carnivore, à 1 fr. 25 par jour ;

Le végétarien, à 0 fr. 60 par jour.

Le régime végétarien est donc le plus économique et serait adopté avec avantage par les classes nécessiteuses.

Le végétarisme compte aujourd'hui beaucoup d'adeptes, et c'est en Angleterre, pays de carnivorisme, que se sont créées les premières sociétés végétariennes, qui sont devenues très nombreuses ; elles ont fondé des restaurants végétariens qui fournissent pour 0 fr. 70 un repas équivalent à celui qu'on paierait 2 fr. 50 dans un restaurant ordinaire.

En France, le mouvement a commencé en 1880 par la fondation de la Société végétarienne de Paris, qui est devenue la Société végétarienne de France, laquelle a son journal « la Réforme alimentaire ». En 1900, il y eut à Paris un Congrès végétarien international.

On peut, sans être un sectaire du végétarisme, désirer que les idées et les principes que cette Société cherche à propager se répandent de plus en plus, n'aboutiraient-elles qu'à nous engager à adopter une alimentation plus hygiénique comprenant un peu moins de viande et un peu plus de végétaux, puisque le régime végétal se recommande par sa non toxicité, sa plus value énergétique et son économie.

Quelques mots, pour terminer, de l'influence du régime alimentaire sur le travail intellectuel, sur la longévité et l'esthétique du corps.

Le régime carné ne favorise pas le travail cérébral : Plutarque l'avait déjà observé et voici ce qu'il a écrit à ce sujet : « Le manger chair est non seulement contre nature « aux corps, mais aussi par satiété et réplétion il grossit et « épaissit les âmes. A travers un corps tout brouillé et ag- « gravé de viandes étranges, il est forcé que la lueur et la « clarté de l'âme viennent à se ternir. »

Nombre de grands penseurs, d'écrivains, de savants, ont été les ennemis du carnivorisme et ont fait profession de foi végétarienne. Platon, Sénèque (qui a dit : « l'homme ne meurt pas, il se tue »), Gassendi, Voltaire, Diderot, Rousseau, Lamartine, Michelet, etc...

Est-ce parce que les aliments végétaux renferment en général une plus forte proportion d'acide phosphorique que la chair, qu'ils sont, comme on l'a dit, le régime le plus favorable au travail cérébral ? Cela peut être vrai dans une certaine mesure : car le phosphore est un des éléments essentiel du tissu nerveux « sans phosphore, pas de vie » a dit un savant allemand, Büchner.

Le Dr Huchard affirme que le régime carné est une des causes principales de la neurasthénie, si fréquente à notre époque et caractérisée par un état de dépression morale et physique, et il dit que le meilleur remède est le régime lacto-végétarien.

Il résulte de toutes ces considérations que le végétarisme convient aux ouvriers de la pensée comme aux travailleurs manuels et aussi aux hommes de sport.

Messieurs, une voix plus autorisée que la mienne, celle du Dr Zilgien, se fera entendre prochainement à la Société industrielle de l'Est sur la question de l'alimentation suivant les professions ; aussi, je ne fais qu'effleurer le sujet dans cette étude générale de l'alimentation.

Au point de vue de la longévité, c'est encore le végétarisme qui l'emporte, et les exemples en sont nombreux. Le célèbre Cornaro, au XVIIe siècle, qui écrivit son histoire à 86 ans sous le titre « La sobriété, conseils pour vivre longtemps » mourut âgé de plus de 100 ans, après s'être soumis au régime végétarien le plus sévère, à cause d'une maladie grave dont il avait été atteint par suite d'intempérances alimentaires.

Jean-Jacques Rousseau, végétarien lui-même, cite le cas d'un nommé O'Neil mort à 113 ans, marié pour la septième fois.

Beaucoup de grands penseurs et d'écrivains ont joui d'une longue existence grâce à leur régime, Newton, Montyon, Bernardin de Saint-Pierre, Voltaire, Michelet, Lamartine.

Pourquoi le végétarisme fait-il vivre plus longtemps ? c'est parce qu'il n'use pas l'organisme, qu'il n'est pas toxique et par suite ne provoque pas, comme le régime carné, des maladies telles que l'arthritisme, la goutte, les affections du rein, du foie, etc...

L'influence du régime sur l'esthétique n'est pas moins certaine ; les gros mangeurs de viande sont sujets à des maladies de peau, tandis que le régime végétarien donne au teint de la fraicheur et de l'éclat. — Edmond About a été émerveillé de la beauté plastique des fellahs d'Egypte qui ne se nourrissent que de fruits, de maïs « autant d'hommes, autant de statues », écrit-il dans la relation de son voyage.

Je termine, Messieurs, en vous citant cet aphorisme de Brillat-Savarin : « l'animal se repaît, l'homme mange, « l'homme d'esprit seul sait manger », et en vous remerciant de votre bienveillante attention dont je crains d'avoir quelque peu abusé ; je serai satisfait si dans les notions que je vous ai exposées vous trouvez à puiser quelques indications utiles pour votre hygiène alimentaire.

Deuxième Conférence

(1er MARS 1905)

DES BOISSONS ALIMENTAIRES

MESSIEURS,

Je vais compléter aujourd'hui ma précédente conférence sur l'alimentation en vous parlant des boissons alimentaires, question que j'avais dû réserver.

Je vous signalerai en passant la quotité de la ration allouée au soldat en campagne pour celles de ces boissons prévues par les règlements.

Je commence par l'eau, qui est sans conteste la plus nécessaire et la meilleure, ou, si vous préférez, la moins nocive des boissons alimentaires. Je vous rappelle qu'elle entre dans la composition de notre organisme pour une forte proportion, les deux tiers environ, et qu'un homme de 75 kil. en contient 50 kil. environ ; nous en éliminons chaque jour par les diverses voies d'excrétion (reins, peau et poumons) environ 2 l. 50, quantité qu'il faut remplacer. Nous en ingérons non seulement à l'état naturel, mais encore avec nos diverses boissons et aussi avec nos aliments qui en contiennent tous, ainsi que nous l'avons vu dans la précédente conférence.

Une eau potable doit être limpide, inodore, agréable au goût, aérée, dissoudre le savon sans former de grumeaux, être propre à la cuisson des légumes, exempte de matières organiques et de germes pathogènes ; elle doit en outre contenir une certaine quantité de substances minérales (bicarbonate et sulfate de chaux et de magnésie, chlorure de magnésium et de sodium, silice), substances dont la proportion ne doit pas dépasser 0 gr. 50 à 0 gr. 60 par litre.

Passons rapidement en revue les principales eaux potables.

L'eau de pluie peut être utilisée sans inconvénient soit qu'on la recueille directement, soit qu'on utilise celle des citernes bien conditionnées ; mais il faut avoir soin de ne pas la recueillir au commencement de la pluie, car les premières gouttes ont entraîné avec elles une quantité de germes et de poussières de l'atmosphère qui peuvent la rendre nocive ; vous savez du reste que pour les citernes on rejette les premières portions d'eaux pluviales qui ont lavé les toitures ; il existe même des systèmes automatiques qui assurent l'évacuation au dehors de ces premières eaux.

En campagne, vous n'hésiterez donc pas, en cas de nécessité, à faire recueillir les eaux que le ciel vous enverra ; il est facile de réaliser pour cela le dispositif nécessaire au moyen de prélarts ou de couvertures que l'on dispose en entonnoirs ou tout autre système.

Les eaux *de source* sont en général de bonnes eaux potables, à l'exception de celles qui sortent des terrains gypseux ou pyriteux. Mais elles peuvent être polluées sur leur trajet par les riverains, et dans le doute, il vaut mieux la traiter comme une eau impure et la faire bouillir.

Les eaux *de puits* doivent le plus souvent être considérées comme polluées, surtout si les puits sont creusés près des habitations ; il conviendra donc de les épurer ; elles sont fréquemment aussi séléniteuses.

Les eaux de rivières et de fleuves, provenant d'une part des sources, d'autre part des pluies et de la fonte des neiges et des glaces, ont une composition très variable suivant les saisons, les pluies, les terrains de culture traversés et se chargent sur leur parcours, notamment dans les villes, de matières en décomposition et de germes nombreux ; on n'en usera donc qu'après épuration.

Il en sera de même pour l'eau des canaux, toujours très polluée.

Les eaux des lacs peuvent être potables quand elles sont courantes, c'est-à-dire quand elles ont un écoulement dû au passage d'un cours d'eau à travers le lac.

Quant aux eaux des étangs et marais, elles sont franchement mauvaises et ne sauraient être utilisées dans l'alimentation sans une sérieuse épuration, par l'ébullition surtout.

Messieurs, d'une manière générale ne croyez pas qu'une eau soit bonne à boire parce qu'elle est limpide ; une eau limpide peut contenir les germes pathogènes les plus dangereux ; en campagne, sur le territoire national du moins, on peut se renseigner près des autorités du pays sur la qualité des eaux ; dans le doute, il conviendra de procéder à son épuration. L'instinct des chevaux est un guide sûr ; vous savez que ces animaux, à moins de soif ardente, ne boivent jamais d'eau impure. Je vous ai dit tout à l'heure qu'une eau potable doit dissoudre le savon sans former de grumeaux et être propre à la cuisson des légumes. Certaines eaux, en effet, renferment une trop forte proportion de sels calcaires, plus de 0 gr. 50 par litre ; on les appelle dures, crues ou lourdes, ou encore séléniteuses lorsque c'est le sulfate de chaux qui prédomine ; ces eaux sont impropres à la cuisson des légumes parce que leur chaux en excès se combine avec l'enveloppe albumineuse des légumes, notamment des légumes secs et que le composé qui se forme ainsi est très dur et ne peut se ramollir par la chaleur. D'autre part ces eaux ne dissolvent pas le savon parce qu'elles décomposent le stéarate de soude en stéarate de chaux qui est insoluble. Pour débarrasser ces eaux de leur excès de sels calcaires, il vous suffira de les additionner de 2 ou 3 gr. de carbonate de soude par litre ou, à défaut, de cendres de bois. La chaux en excès est précipitée à l'état de carbonate de chaux ; il faut ensuite décanter pour rejeter ce dépôt avant de se servir de cette eau.

Si vous avez affaire à une eau trouble, limoneuse, vous pouvez la clarifier assez promptement en l'additionnant de 15 à 20 centigr. d'alun par litre, l'alun précipite les matières terreuses. Vous pouvez aussi employer la filtration soit sur du sable dans un récipient quelconque, tonneau défoncé, par exemple, muni à sa base d'une ouverture d'écoulement, soit sur du charbon de bois pilé, plus efficace parce qu'il fixe les gaz putrides et les matières organiques : une couverture de laine tendue peut servir à cette filtration, ou encore le sac de flanelle qui sert à filtrer le café dans les escouades. L'officier peut se munir d'un petit filtre individuel en charbon.

Il y a aussi un procédé chimique de purification des eaux chargées de matières organiques, c'est l'emploi du permanganate de potasse ou de chaux, puissant oxydant qui détruit microbes et matières organiques ; on en met en quantité suffisante pour donner à l'eau une teinte rosée ; 0 gr. 05 suffisent en général pour un litre d'eau à purifier. Une courte ébullition suffit pour enlever à cette eau sa teinte rosée ; il est bon de décanter après l'opération, bien que le précipité qui se forme n'ait rien de nocif.

Mais l'ébullition reste le procédé le plus recommandable de purification ; une eau bouillie pendant quelques minutes peut être considérée comme absolument inoffensive ;

par surcroît de précaution, on peut la traiter préalablement par le permanganate de potasse : il va sans dire que les eaux troubles devront être d'abord filtrées. On rendra ensuite à l'eau l'air dont elle a été dépouillée, en la battant ou en la transvasant ; elle s'aère d'ailleurs toute seule en la laissant reposer quelques heures.

Pour terminer cette étude de l'eau, je vais vous faire part d'un moyen simple de reconnaître une eau impure, polluée par des produits de décomposition des matières animales et par suite chargée d'ammoniaque ; la découverte de ce moyen, toute récente, est due à MM. Trillat et Truchet, et le vulgarisateur de Parville l'a publié dans la chronique scientifique d'un de nos grands quotidiens. Il consiste à verser dans quelques centimètres cubes, 20 à 30, de l'eau à analyser, trois gouttes d'une solution d'iodure de potassium à 10 o/o et deux gouttes d'eau de Javel qui est, comme vous le savez une solution assez concentrée d'hypochlorite de soude ; si l'eau renferme de l'ammoniaque, il se produit aussitôt une coloration noire intense due à la formation d'iodure d'azote. Le procédé est excessivement sensible, car il suffit d'un cinq cent millième d'ammoniaque pour produire la coloration noire.

Messieurs, il me reste à vous dire que les réglements militaires, toujours prévoyants, ont dû envisager le cas d'une disette d'eau et, par suite le rationnement ; en été, la ration journalière serait de cinq litres, en hiver de trois litres pour la boisson et la cuisson des aliments.

Dans l'armée allemande, un règlement prescrit aux habitants d'une localité que des troupes doivent traverser sans s'y arrêter, de disposer devant les maisons et sur leur passage, des récipients pleins d'eau permettant aux soldats de s'approvisionner rapidement et sans perte de temps ; voilà une mesure qui me paraît très pratique et que l'on pourrait imiter.

LAIT

Le lait est un liquide à la fois alimentaire et médicamenteux ; j'aurai surtout en vue dans cette étude le lait de vache que nous consommons le plus souvent.

Il contient en moyenne, par litre, 55 gr. de matières albuminoïdes, représentées par de la caséine et de lactalbumines ; celles-ci sont coagulables par la chaleur contrairement à la caséine, 35 à 40 gr. de sucre de lait, 40 gr. de beurre, 6 à 9 gr. de sels phosphates et chlorures, et 810 à 815 d'eau.

On y trouve des lécithines qui sont des graisses phosphorées, des traces d'urée, d'acide citrique, d'alcool même et enfin des ferments diastasiques et des microbes. Le lait est donc, comme vous le voyez par sa composition, le type de l'aliment complet.

Mais c'est un aliment éminemment altérable, un excellent milieu de culture pour les microbes ; il peut être dangereux aussi par le fait qu'il provient de vaches malades, tuberculeuses surtout. Miquel a montré qu'un lait renfermant 9.000 bactéries par centimètre cube deux heures après la traite, en contient 120.000 neuf heures après et 5.500.000 au bout de 24 heures. La plus grande partie de ces bactéries est heureusement inoffensive, et parmi elles se trouve le ferment lactique, découvert par Pasteur, qui produit la coagulation du lait en transformant la lactose en acide lactique.

Le chauffage et surtout l'ébullition altèrent beaucoup le lait en détruisant ses ferments propres, en coagulant en partie ses albumines et diminuant l'émulsion des graisses ; il devient ainsi moins digestible et moins nutritif que le lait cru, mais il offre l'avantage de ne plus contenir de principes toxiques et de germes pathogènes. Il existe toutefois aujourd'hui un moyen de lui conserver ses qualités presque intégrales tout en détruisant ses germes nocifs, c'est la pasteurisation qui consiste à le chauffer à 75° pendant 8 à 10 minutes, puis à le plonger brusquement, dans l'eau froide ; on trouve aujourd'hui dans le commerce des flacons en verre incassable supportant cette variation brusque de température ; aussi la pasteurisation tend-elle à se subtituer à la stérilisation généralement employée jusqu'à ce jour pour le lait destiné aux enfants, et quelques Gouttes de lait l'ont adoptée. A l'Œuvre du Bon Lait de Nancy, installée sur l'initiative de notre camarade Stœber, je le rappelle au risque de blesser sa modestie, on emploie le lait stérilisé qui, du reste, a fait ses preuves.

Quelques mots maintenant sur les dérivés du lait.

La crême est cette partie du lait qui monte à la surface par le repos ou que l'on sépare par centrifugation ; elle ne contient pas seulement le beurre, mais aussi une petite quantité d'albumine et de lactose ainsi que des granulations phosphatiques, des ferments et des microbes entraînés par la montée du lait. La crême est d'une digestion un peu difficile et on ne peut en ingérer beaucoup sans inconvénient ; elle est en outre très altérable et, en été, la créme dite fouettée cause souvent des accidents. On en a signalé un cas tout récemment suivi de mort.

Le lait écrémé se conserve plus facilement et il est plus digestible que le lait pur, il ne contient presque plus de matières grasses.

Le petit lait est le liquide qui reste lorsque le lait s'est coagulé spontanément sous l'influence de la fermentation lactique ou a été coagulé par la présure dont il faut 30 gouttes environ pour un litre ; il contient un peu d'albumine, presque tout le sucre de lait, 44 gr. par litre, de l'acide lactique et de sels, phosphates de K surtout, 8 gr. par litre. C'est une boisson légèrement nutritive, diurétique et laxative qui convient dans certaines maladies, engorgement du foie, obésité, etc...; la cure de petit lait, très en vogue autrefois, est un peu abandonnée aujourd'hui, du moins en France.

Le *lait caillé* a été récemment préconisé par le docteur Metchnikoff, de l'Institut Pasteur, qui le considère comme un des meilleurs désinfectants de l'intestin et même comme un préservatif de la vieillesse prématurée ; il le recommande dans toutes les maladies qui ont pour origine une intoxication d'origine intestinale, et ces maladies sont nombreuses d'après ce savant. Les ferments spéciaux contenus dans le lait caillé auraient la propriété de détruire tous les microbes et germes nuisibles qui pullulent dans notre tube digestif au cours de certaines maladies.

Le lait caillé est un mets national dans tout l'Orient où il est connu sous le nom de Yoghourt et préparé avec un ferment spécial, la Maya bulgare, et après ébullition préalable du lait ; d'après Metchnikoff, le Yoghourt atténue chez ces populations orientales les inconvénients de leur alimentation mauvaise en général et insuffisante, ainsi que de leur hygiène défectueuse.

Il existe deux autres dérivés du lait dans lesquels on lui fait subir une fermentation alcoolique ; ce sont le koumys et le kéfir.

Le koumys est un produit de fermentation lactico-alcoolique du lait de jument, utilisé dans la Russie méridionale et la Tartarie, mais qui commence à se répandre dans la Russie du Nord et même en Allemagne ; pour l'obtenir on mélange du koumys antérieurement préparé et porteur de son ferment spécial à du lait frais de jument dans la proportion de 1 volume pour 10. La fermentation se fait en quelques heures ; on met ensuite en bouteilles ficelées. Le koumys est une liqueur mousseuse, de goût acidulé ; elle est nutritive, apéritive et excitante ; elle contient 3 o/o d'alcool et une forte proportion d'acide lactique.

Le kéfir est une préparation analogue au koumys, fabriquée par les montagnards du Caucase et de la Tartarie avec du lait de vache ou de brebis. Elle doit son nom au ferment spécial appelé kéfir, employé pour l'obtenir, lequel se présente sous l'aspect de boulettes grosses comme un grain de mil ; on y reconnaît au microscope une levure alcoolique (saccharomyces mycoderma) et une bactérie (dispora caucasica) qui a la propriété de transformer la caséine du lait en peptone. Je dois à l'obligeance de notre camarade M. Monal, pharmacien, de pouvoir vous montrer un échantillon de ce ferment et vous faire goûter la boisson qu'il produit ; son goût rappelle un peu celui du lait caillé. Dans le kéfir une très faible partie du sucre de lait a été transformée en alcool ; aussi son degré alcoolique n'atteint-il pas 1 o/o ; par contre il renferme encore beaucoup de sucre de lait, de l'acide lactique et carbonique. La caséine y est précipitée en très fines particules facilement digestibles, une partie même en est solubilisée sous forme de peptone. C'est une liqueur agréable, très digestible et remplaçant avantageusement le lait dans les cas où celui-ci n'est pas toléré. Il est conseillé dans les dyspepsies, les vomissements, les entérites. Comme vous le savez, il est aujourd'hui assez répandu en France et on en trouve chez les pharmaciens.

Il me reste à vous signaler les préparations destinées à conserver le lait.

Vous connaissez tous le lait condensé qui se prépare en le concentrant par évaporation dans le vide, jusqu'à consistance épaisse ; on y ajoute du sucre, puis on le stérilise à l'autoclave dans des boîtes métalliques.

C'est là une excellente conserve rendant d'inappréciables services dans le cas où il n'est pas possible de se procurer de lait frais. On fait aussi de la poudre de lait et vous avez pu en voir des échantillons à la dernière exposition agricole de Nancy.

Les farines lactées, mélange de lait concentré, de sucre

et de farines de céréales cuites au four, sont aussi d'excellentes préparations.

En ce qui concerne les usages du lait, laissant de côté son emploi thérapeutique qui est d'ordre médical, je me bornerai à quelques considérations sur la manière de le prendre. Il y a des personnes qui ne peuvent en ingérer sans dégoût, d'autres qui ne le digèrent pas ; on peut leur conseiller de l'aromatiser avec un peu de kirsch, de cognac ou de jus de citron, ou encore le couper d'eau de Vals, de Vichy ou de Pougues ou, si ces moyens ne réussissent pas, d'adopter le kéfir. Les gens soumis au régime lacté ne devront pas en prendre plus de trois litres à trois litres et demi par jour, quantité qui devra être prise par doses fractionnées, un bol de 300 c. c. environ toutes les 2 heures 1/2 ou 3 heures ; ce bol lui-même devra être bu lentement et à petites gorgées, car le lait ingéré en trop grande quantité à la fois se coagule dans l'estomac en gros caillots qui sont difficilement attaqués par le suc digestif.

Une bonne précaution, après chaque tasse de lait, est de se rincer la bouche avec un peu d'eau de Vichy ou de solution de bi-carbonate de soude, afin de prévenir les fermentations que les particules de lait ne manqueraient pas de produire et provoqueraient le dégoût de ce liquide.

Messieurs, il est une pratique assez répandue, c'est l'emploi du lait comme boisson de table ; c'est là une pratique peu recommandable, illogique même aux yeux de ceux qui connaissent les phénomènes de la digestion, et cela pour deux raisons. La première c'est qu'on ne tient pas compte de la puissance nutritive du lait que l'on considère comme une simple boisson et l'on se suralimente ; d'autre part le mélange du lait aux autres mets d'un repas complet a une action empêchante sur la digestion stomacale, retarde par suite l'évacuation de l'estomac et y provoque des fermentations anormales.

Les considérations que je viens de vous exposer concernent le lait pur ; comme c'est surtout la crême qui comme les graisses trouble la digestion, le lait écrémé sera mieux toléré pendant les repas et n'aura peut être pas autant d'inconvénients ; mais d'après ce que j'ai observé il vaut mieux s'abstenir de boire en mangeant même du lait écrémé ; ce n'est pas, croyez-le bien, une opinion purement théorique, car j'ai eu l'occasion de déconseiller cette pratique à quelques personnes qui étaient toutes surprises de ne pas voir le régime lacté qu'elles s'imposaient améliorer leur dyspepsie et se sont ensuite fort bien trouvé d'adopter une autre boisson de table.

Messieurs, le lait ne fait pas partie de la ration ordinaire du soldat en campagne ; il n'est prévu que dans le tarif des substitutions éventuelles ; la ration de viande de bœuf peut être remplacée, à défaut d'autres denrées, par 3 litres de lait dans la ration forte et 2 litres et demi dans la ration normale. Je dois vous dire que la ration normale est réservée aux troupes en stationnement de quelque durée ou aux périodes n'imposant pas des fatigues exceptionnelles : la ration forte est celle qui est délivrée dans la période active sur l'ordre du Commandant en chef.

Quelques détails sur les précautions à prendre pour l'emploi du lait en campagne ne seront pas inutiles. Les récipients destinés à le recevoir devront être, cela va sans dire, très propres ; s'il ne doit pas être employé tout de suite, on le fera bouillir ; une bonne précaution pour l'empêcher de brûler, consiste à passer de l'eau fraîche dans la marmite et à la retirer sans essuyer.

Si vous faites préparer un mets comportant à la fois du lait et du sel, recommandez à vos hommes de n'ajouter le sel qu'une fois la cuisson terminée et hors du feu ; cette précaution est nécessaire parce que le sel fait tourner, ou comme l'on dit encore, trancher le lait.

Pour conserver du lait liquide pendant 2 ou 3 jours,

additionnez-le de un gramme environ de bicarbonate de soude par litre.

Ces détails de cuisine peuvent paraître un peu futiles ; mais les ayant trouvés dans l'opuscule du capitaine Haeffelé *la Nouvelle cuisine militaire*, j'ai pensé bien faire en vous les communiquant en raison de leur côté pratique ; en campagne toutes les notions pratiques peuvent trouver leur application, et l'officier chargé de veiller au bien être et à la santé de ses hommes, ne doit pas les dédaigner.

Je passe à l'étude du café.

CAFÉ

Le café est la graine du caféier, arbuste de la famille des Rubiacées. La planche d'Atlas que je vous fais passer vous en donne un aperçu. Une plantation de café offre le plus joli coup d'œil avec sa multitude de baies rouges, ressemblant à des cerises, et, lors de la floraison, ses belles fleurs d'un blanc rosé répandant une odeur suave.

Vous en connaissez comme moi les nombreuses variétés, Moka, Bourbon, Martinique, Java, Ceylan, Rio Numez, etc. Le café Martinique vendu en France et ailleurs n'est pas originaire de cette colonie qui en cultive à peine assez pour sa consommation personnelle ; cette culture y a été pendant longtemps abandonnée pour celle de la canne à sucre ; le café dit « Martinique » provient du Venezuela et vient prendre la marque Martinique pendant l'escale dans cette colonie avant d'être expédié en Europe.

Le café vert contient 11 à 12 o/o d'eau, 33 o/o de cellulose, 12 o/o de matières grasses, 13 o/o de matières azotées, 1 à 2 o/o de caféine, alcaloïde azoté, combiné à de l'acide café tannique, des sucres, des traces d'une huile essentielle à odeur suave et 3 p. o/o de principes minéraux, surtout représentés par des phosphates de potasse, de magnésie, de chaux.

La torréfaction, pour laquelle la chaleur ne doit pas dépasser 275°, produit dans la graine les modifications suivantes : elle se gonfle, perd de son poids par évaporation d'eau et devient friable ; il se développe en outre un arôme particulier qu'on appelle caféone ; c'est une huile brune empyreumatique et amère, plus lourde que l'eau et soluble dans l'eau bouillante. Une très minime quantité de caféone suffit pour aromatiser une grande quantité d'eau. Quant à la caféine sa proportion est diminuée dans le café torréfié : car elle est volatile à 178°, température que l'on dépasse beaucoup pour la torréfaction. Personne de vous n'ignore l'emploi de cet alcaloïde en médecine comme stimulant des contractions d'un cœur défaillant surtout et excitant du système nerveux Mais ce n'est pas, comme on pourrait le croire, la caféine qui est le principe le plus excitant du café, celui qui empêche le sommeil, c'est la caféone ; en effet, si vous soumettez du café à une longue ébullition, qui détruit et décompose cette huile essentielle, ce café, même pris en grande quantité ne provoquera pas l'insomnie ; d'autre part, une décoction de café vert, qui contient cependant toute la caféine, ne cause pas l'insomnie non plus.

Ce sont les principes solubles contenus dans le café vert qui donnent lieu à la production de la caféone ; en effet, si l'on épuise du café vert par l'eau avant de le torréfier, il ne se produira pas de caféone.

Celle-ci a une autre propriété, c'est d'être, comme toutes les essences d'ailleurs, toxique même à très faible dose pour les organismes inférieurs, les infusoires par exemple, ce qui explique et justifie l'usage du café comme correctif de la mauvaise eau.

L'infusion de café est une boisson à la fois agréable nourrissante, tonique et stimulante. Elle est agréable par son arôme, nourrissante par ses principes azotés, ses matières grasses, ses sels, tonique et stimulante par la caféine et la caféone ; à ces propriétés viennent se joindre, lorsqu'il est pris chaud et sucré, l'action stimulante de la chaleur et dynamogène du sucre, ainsi que son influence bienfaisante sur la digestion. Le café passe aussi pour être un modérateur de la nutrition, ou plutôt de la désassimilation, c'est-à-dire qu'il ralentit les combustions intimes de notre organisme ; il agirait comme les cendres jetées sur le feu, et c'est là ce qui explique qu'on peut, grâce à lui, supporter un jeûne relatif, une alimentation insuffisante.

Enfin, il stimule et éveille les fonctions cérébrales et on l'a appelé pour cela « boisson intellectuelle » Voltaire, Buflon, Delille, Mirabeau et beaucoup d'autres en faisaient même un usage immodéré :

Delille en a chanté les vertus dans ces quelques vers :

Il est une liqueur au poète plus chère
Qui manquait à Virgile et qu'adorait Voltaire.
C'est toi, divin café, dont l'aimable liqueur
Sans altérer la tête épanouit le cœur.
A peine j'ai senti ta vapeur odorante,
Soudain de ton arôme la chaleur pénétrante
Réveille tous mes sens sans trouble et sans cahots.
Mes pensées plus nombreuses accourent à grands flots.
Mon idée était triste, aride, dépouillée ;
Elle rit, elle sort, richement habillée
Et je crois, du génie éprouvant le réveil
Boire dans chaque goutte un rayon de soleil.

Un autre poète a écrit ces deux vers :

Le café vous présente une heureuse liqueur
Qui d'un vin trop fumeux chassera la vapeur

Les Orientaux disent que c'est la boisson de Dieu, la source de la vie et qu'elle a été inventée par l'ange Gabriel pour rétablir la santé du prophète. — Voici ce que dit Brillat Savarin des effets du café :

« Il est hors de doute que le café porte une grand exci-
« tation dans les puissances cérébrales ; aussi tout homme

« qui en boit pour la première fois est sûr d'être privé « d'une partie de son sommeil.

« Quelquefois cet effet est adouci ou modifié par l'habi- « tude ; mais il est beaucoup d'individus sur lesquels cette « excitation a toujours lieu et qui, par conséquent sont « obligés de renoncer à l'usage du café.

« Voltaire et Buffon prenaient beaucoup de café ; peut- « être devaient-ils à cet usage, le premier, la clarté admi- « rable qu'on observe dans ses œuvres, le second, l'har- « monie enthousiaste qu'on trouve dans son style. Il est « évident que plusieurs pages des traités sur l'homme, sur « le chien, le tigre, le lion et le cheval, ont été écrites dans « un état d'exaltation extraordinaire.

« L'insomnie causée par le café n'est pas pénible ; on a « des perceptions très claires et nulle envie de dormir : « voilà tout. On n'est pas agité et malheureux comme « lorsque l'insomnie provient de tout autre cause : ce qui « n'empêche pas que cette excitation intempestive ne puisse « à la longue devenir très nuisible.

« Autrefois il n'y avait que les personnes au moins d'un « âge mûr qui prissent du café : maintenant tout le monde « en prend, et peut-être est-ce le coup de fouet que l'esprit « en reçoit qui fait marcher la foule immense qui assiège « toutes les avenues de l'Olympe et du temple de Mémoire.

« Le café est une liqueur beaucoup plus énergique « qu'on ne croit communément. Un homme bien constitué « peut vivre longtemps en buvant deux bouteilles de vin « par jour. Le même homme ne soutiendrait pas aussi « longtemps une pareille quantité de café ; il deviendrait « imbécile ou mourrait de consomption. J'ai vu à Londres « un homme que l'usage immodéré du café avait réduit en « boule (cripple) ; il avait cessé de souffrir, s'était accou- « tumé à cet état et s'était réduit à cinq ou six tasses par « jour. C'est une obligation pour les parents d'interdire « sévèrement le café à leurs enfants, s'ils ne veulent pas

« avoir de petites machines sèches, rabougries et vieilles à « vingt ans ».

J'ajouterai à ces conseils de Brillat, que le café ne convient pas aux personnes atteintes de nervosisme et de maladies du cœur — et que pris en excès il occasionne divers troubles, maux de tête, tremblements, troubles de la vue et de l'ouïe etc., dont l'ensemble est connu sous le nom de caféisme.

Contrairement à une opinion assez répandue, le café au lait n'est pas débilitant et ne provoque pas chez la femme l'apparition de fleurs-blanches ; c'est un aliment très sain contenant trois fois plus de principes nutritifs que le bouillon. L'habitude que l'on a de l'additionner de chicorée le rend légèrement laxatif, ce qui n'est pas mauvais.

L'ensemble des qualités du café désignait tout naturellement cette denrée pour faire partie de la ration du soldat. Les quantités allouées sont pour la ration normale de 16 grammes de café torréfié ou de 19 grammes de café vert, pour la ration forte de 24 grammes de café torréfié ou de 28 gr. et demi de café vert.

Mais cette denrée se délivre aussi en tablettes de café moulu aggloméré, pesant 30 grammes ; il en est alloué 15 grammes par ration normale, soit une tablette pour deux rations; pour la ration forte, l'allocation est de 22 grammes et demi ; cette forme est surtout utilisée pour les vivres du sac, elle permet de faire rapidement son café, puisqu'elle supprime l'opération de la mouture et éventuellement de la torréfaction.

Si c'est du café vert qui a été délivré, la torréfaction s'effectuera à défaut de brûloir dans une casserole ou poêle en fer ou en terre sur un feu autant que possible égal et doux, en ayant soin de remuer constamment les grains de manière à obtenir une torréfaction uniforme pour toute la masse ; il faut retirer du feu au moment où les grains ont pris une couleur brun-roux et dégagent cet arôme spécial que vous connaissez tous ; l'écueil est de pousser trop loin la torréfaction jusqu'à la carbonisation. J'ai vu pratiquer, à la Martinique et à la Guadeloupe, ce mode de torréfaction, que les négresses chargées de ce soin poussent trop loin ; ce n'est pas sans peine que j'ai pu faire comprendre à celle qui était à mon service que le café ne devait pas être charbonné. Une autre notion utile à connaître , c'est que les diverses variétés de café n'ont pas le même point de torréfaction ; il faut donc torréfier chaque espèce à part.

Je ne sache pas qu'en campagne on fasse usage du percolateur, à moins que ce ne soit dans les services de l'arrière ; en première ligne la préparation du café se fera donc dans une marmite de campement spécialement réservée à cet usage, et contenant en général la ration pour une escouade. Quand l'eau bout, on y jette le café en le mélangeant à l'eau, on retire du feu et on laisse infuser quelques minutes en couvrant la marmite, puis on filtre à travers un sac de flanelle ou à défaut sur un linge humide propre. On peut encore plus simplement, comme je l'ai vu faire et fait moi-même en 1870, verser dans la marmite un peu d'eau froide qui précipite le marc dans le fond.

THÉ

C'est un arbrisseau de 1 à 2 mètres de haut, de la famille des ternstrœmiacées qui fournit les feuilles de thé ; il en existe, comme vous savez, de nombreuses variétés, parmi lesquelles je ne citerai que le Souchong, le Pékao, qui sont des thés noirs, et le Hyson, le Tonkay, le thé impérial, etc., qui sont des thés verts.

La différence des thés verts et noirs provient de la manière de traiter les feuilles après leur récolte : les thés verts sont obtenus en séchant et torréfiant très légèrement les feuilles aussitôt après la cueillette ; on roule ces feuilles encore chaudes entre les doigts. Pour les thés noirs, on laisse les feuilles subir un commencement de fermentation en tas avant de les sécher sur des plaques métalliques chauffées ; ce mode de préparation amène dans la composition des modifications encore peu connues, mais qui ont pour résultat de donner une infusion moins âcre, plus douce, plus colorée et peut être un peu moins aromatique. Le thé vert est plus parfumé et plus riche en théine.

Le thé renferme en moyenne pour 100 gr., 21 gr. de matières azotées, 1 à 2 gr. de théine analogue à la caféine, une petite quantité, moins de 1 p. 100 d'une huile essentielle, 12 de tannin et 5 de sels réprésentés par des phosphates et des sulfates alcalins.

Le thé abandonne à l'eau chaude de 35 à 40 o/o de son poids de matières solubles.

Vous savez tous comment se fait l'infusion ; je dois toutefois vous signaler l'erreur de certaines maîtresses de maison qui, une fois l'infusion faite, n'ont pas soin de retirer de l'eau les feuilles de thé, qui alors par un long contact finissent par abandonner tout leur tannin ; celui-ci donne à l'infusion une amertume fort peu agréable ; un Chinois reculerait d'horreur devant une pareille mixture. En se servant de ces petites boules percées de trous qu'on trouve aujourd'hui dans le commerce, on évite facilement cet écueil ; on la retire de la théière aussitôt l'infusion faite, c'est-à-dire après quelques minutes. Un autre écueil à éviter, c'est l'emploi d'une trop grande quantité de feuilles de thé : 2 ou 3 gr. par tasse sont largement suffisants ; les Chinois qui sont nos maîtres en la matière, font leur thé très léger et le prennent sans sucre. Dans leurs maisons de thé, je vous donne ce détail en passant, on apporte au consommateur, en même temps que son thé et la pipe à opium s'il le désire, une serviette imbibée d'eau chaude déposée sur une assiette ; elle est destinée à s'éponger la figure et j'ai pu constater que cette pratique est très agréable et rafraîchit mieux que ne le ferait de l'eau froide.

Messieurs, l'infusion de thé est comme celle de café, une boisson nourrissante par ses principes azotées, ses sels, stimulants par sa théine et aromatique par son huile essentielle ; comme le café, il active la circulation, stimule les fonctions cérébrales et aide la digestion ; mais il a toutes ces propriétés à un moindre degré que le café et peut être pris à plus forte dose sans entraîner les mêmes inconvénients.

Le thé peut être délivré aux troupes en campagne en remplacement de café ; le tarif des substitutions fixe la ration à 5 gr., quantité suffisante pour faire un demi-litre d'infusion ; on procédera à la préparation, comme pour le café, dans une marmite spéciale (celle du café pourra servir) ; on y fait bouillir d'abord pour en réchauffer les parois un peu d'eau qu'on rejette, puis on y met le thé et on verse par dessus l'eau bouillante à raison de un demi-litre environ par ration ; on retire du feu et on laisse infuser 6 à 8 minutes.

BOISSONS ALCOOLIQUES

Il me paraît difficile, en abordant la question des boissons alcooliques, de ne pas vous entretenir préalablement de la valeur alimentaire de l'alcool et de la retentissante et sensationnelle déclaration de Duclaux en novembre 1902.

« L'alcool est un aliment ». Vous vous rappelez tous, Messieurs, l'effervescence qu'a provoquée dans le monde scientifique et dans le public en général, cette affirmation tombée de la bouche ou de la plume du Directeur de l'Institut Pasteur de Paris.

Duclaux disait lui-même que son rapport relatif au rôle de l'alcool comme aliment, avait produit l'effet d'un coup de pied dans une fourmilière. « Reste à savoir, écrit le « publiciste Lucien Descaves dans un article sur l'éloge du « vin, s'il était opportun de donner ce coup de pied au « moment où l'on s'évertue à combattre un des plus re- « doutables fléaux qui ravagent la population française, « l'alcoolisme ». Lucien Descaves ajoute qu'il ne le croit pas et je partage son avis ; je le partage d'autant plus que Duclaux ajoute : « Il est permis de dire aujourd'hui que « l'alcool n'est pas un poison ». Si l'on ne peut contester que l'alcool soit un aliment au sens strict et scientifique du mot (il rentre en effet dans la définition de l'aliment que j'ai donnée dans la précédente conférence), j'estime que c'est aller un peu loin d'affirmer que ce n'est pas un poison, sans ajouter aucune réserve relativement aux quantités et à la qualité de l'alcool ingéré.

La déclaration de Duclaux a eu pour effet de rassurer les amateurs de liqueurs fortes sur les conséquences de leurs excès, de les affermir dans leurs habitudes et vous avez pu les voir comme moi dans les établissements publics doubler leur dose pour mieux s'alimenter, se conformant strictement à la formule : « L'alcool est un aliment ».

Duclaux s'est appuyé sur les expériences des physiologistes américains Atwater et Benedickt qui ont montré que les féculents et les graisses peuvent être remplacés dans l'alimentation par une quantité équivalente d'alcool, lequel fournit 7 calories par gramme ; ces expériences ont duré quatre jours ; elles sont certainement très probantes en ce qui concerne la transformation presque totale de l'alcool en chaleur et par suite en énergie, ce que l'on savait déjà ; mais de ce que les sujets en expérience (des hommes bien entendu) n'aient pas été incommodés par la substitution de l'alcool aux hydrocarbonés et aux graisses pendant ce court laps de temps, on ne peut raisonnablement conclure à l'innocuité de l'alcool et c'est cependant ce qu'a fait Duclaux.

Cela est si vrai que, ces expériences ayant été reprises par des savants bernois, le docteur Schnyder et le professeur Dubois, ceux-ci sont arrivés à des résultats qui me paraissent plus conformes à la réalité et à l'observation des faits. Voici leurs conclusions.

« L'alcool ingéré en petite quantité à jeun, et lorsque la « provision d'énergie du sujet est épuisée, a une influence « favorable sur l'activité musculaire.

« Cette action favorable est cependant inférieure à celle « d'une substance alimentaire de pouvoir calorifique égal « à celui de l'alcool consommé. De plus, elle est influencée par les propriétés déprimantes de l'alcool.

« Quand l'alimentation assure à l'homme une provision « de force vive suffisante, l'alcool perd toute sa valeur au « point de vue du travail. Son action déprimante entre « seule en jeu et occasionne une diminution de la faculté « énergétique ».

Nous admettrons donc avec tous ces expérimentateurs que l'alcool est réellement un aliment ; reste à savoir dans quelle mesure il est utile et au-delà de quelle mesure il devient nuisible.

Messieurs, les commentateurs de la formule de Duclaux ont fait remarquer que ce savant n'a pas dit que l'alcool est un aliment utile ni en quelle proportion il devrait être ingéré pour remplir son rôle alimentaire. Le professeur Debove a émis à ce sujet cet avis : « L'alcool est un ali- « ment, j'y consens, mais alors faites deux classes d'ali- « ments, l'aliment sain et l'aliment poison ». Il en est en effet de la machine animale comme des autres, la qualité et la quantité du combustible sont loin d'être indifférentes. et je vais vous tracer en quelques mots les conséquences de l'emploi abusif du combustible alcool. Je me bornerai à vous donner quelques chiffres qui vous montreront l'étendue des ravages de l'alcool en France qui tient aujourd'hui le record, peu enviable, de la consommation de cette denrée. De 1865 en 1895, la consommation de l'alcool a plus que doublé et je crois pouvoir affirmer qu'elle a encore augmenté depuis lors dans de fortes proportions ; en 1900, la consommation par tête s'élevait à 4 l. 50 d'alcool à 100° par an, ce qui représente 22 litres environ d'eau-de-vie à 37° par personne ; si l'on défalque les femmes, les enfants, on arrive au chiffre de 95 litres par tête. Comme conséquences de cette énorme consommation, nous enregistrons une recrudescence de la criminalité, de l'aliénation mentale et des suicides. Voici des chiffres empruntés au livre du docteur Renon paru en 1905 sur « les Maladies populaires ». Sur 100 détenus il y a 53 alcooliques, sur 100 détenus pour incendie, on compte 57 alcooliques ; pour coups et blessures, 90 alcooliques. En 1840, on comptait 137 suicides dus à l'alcoolisme ; en 1893, on en enregistrait 1.053. Ajoutez à cela les conséquences désastreuses sur la santé et la vigueur de la race par la procréation d'enfants voués à toutes sortes d'infirmités, et vous aurez le tableau encore incomplet de tous les méfaits de l'alimentation intensive par l'alcool.

Cette consommation excessive d'alcool a aussi des conséquences économiques désastreuses, et c'est là un nouveau méfait à ajouter au passif de l'alcool ; l'Etat dépense environ un milliard et demi pour l'internement des alcooliques aliénés, le traitement des alcooliques et de leurs enfants dans les hôpitaux, la répression de leurs crimes ou délits; quant aux recettes que font entrer au Trésor public les droits sur l'alcool, elles ne sont que de un milliard à peu près : déficit : un demi-milliard.

L'Etat a donc tout intérêt, tant au point de vue financier que pour la santé publique, à restreindre par tous les moyens à sa disposition la consommation de l'alcool. Les mesures qu'il pourrait prendre ne manqueraient certes pas de soulever des protestations de la part des gens intéressés à maintenir l'état actuel des choses ; on l'a bien vu lorsque, il y a deux ans, le Préfet de la Seine fit apposer sur les murs de la capitale une affiche sur les dangers de l'alcoolisme; la protestation ne se fit pas attendre et le Syndicat des cabaretiers et marchands de vin, s'appuyant d'ailleurs sur la formule de Duclaux, attaqua en justice le Préfet de la Seine et son complice le Directeur de l'Assistance publique ; je ne sais pas quelle a été la sentence du Tribunal.

Voyons maintenant dans quelle proportion l'alcool peut entrer dans notre alimentation sans être nuisible ; les hygiénistes, se fondant sur les expériences des physiologistes, ont la plupart adopté comme limite le chiffre de 1 gramme par kilog. du poids du corps et par jour ; au-delà l'alcool est dangereux. Il s'agit ici de l'alcool de vin ou éthylique ; mais il en est d'autres appelés supérieurs en chimie, beaucoup plus toxiques et qui entrent dans la composition des eaux-de-vie en proportions variables suivant leur qualité ; on en trouve dans le meilleur cognac et dans le meilleur vin ; ce sont les alcools méthylique, propylique, butylique et amylique ; ce dernier qui forme la plus grande partie de l'alcool de pommes de terre est le plus toxique de tous. Les divers alcools industriels peuvent être classés comme suit au point de vue de leur nocivité croissante : Alcool et eau-de-vie de vin, de cidre, de marc, de grains, de betterave, de pommes de terre.

Les essences que l'on emploie pour faire certaines liqueurs en augmentent encore la toxicité ; telles sont les essences d'anis, de badiane, d'angusture, de menthe, de noyaux, d'amandes amères, de mélisse et d'absinthe ; toutes ces essences, et surtout les deux dernières sont excessivement toxiques et l'absinthisme est particulièrement plus grave que l'alcoolisme. — Le Dr Laborde a fait à l'Académie de Médecine un rapport sur la nécessité de la prohibition de ces boissons à essences.

Messieurs, on s'est demandé d'où nous vient cette appétence pour l'alcool et les boissons alcooliques ; tous les peuples en effet fabriquent des boissons fermentées et des alcools soit avec les graines des céréales, soit avec les sèves sucrées de certains végétaux, comme les palmiers, soit avec le lait. Voici ce que dit à ce sujet Brillat-Savarin :

« Une chose très digne de remarque est cette espèce « d'instinct, aussi général qu'impérieux, qui nous porte à « la recherche des boissons fortes.

« Le vin, la plus aimable des boissons, soit qu'on le « doive à Noë, qui a planté la vigne, soit qu'on le doive à « Bacchus qui a exprimé le jus du raisin, date de l'enfance « du monde ; et la bière qu'on attribue à Osiris, remonte « jusqu'aux temps au-delà desquels il n'y a rien de certain.

« Tous les hommes, même les sauvages, ont été telle- « ment tourmentés par cette appétence des boissons « fortes, qu'ils sont parvenus à s'en procurer, quelles « qu'aient été les bornes de leurs connaissances.

« Ils ont fait aigrir le lait des animaux ; ils ont extrait le « jus de divers fruits, de diverses racines, où ils ont « soupçonné les éléments de la fermentation ; et partout « où on a rencontré les hommes en société, on les a trouvés « munis de liqueurs fortes.

« On a bu et chanté le vin pendant bien des siècles, « avant de se douter qu'il fût possible d'en extraire la « partie spiritueuse qui en fait la force ; mais les Arabes « nous ayant appris l'art de la distillation, qu'ils avaient « inventé pour extraire le parfum des fleurs, on com- « mença à croire qu'il était possible de découvrir dans le « vin la cause de l'exaltation de saveur qui donne au goût « une excitation si particulière ; et de tâtonnements en tâ- « tonnements on découvrit l'alcool, l'esprit-de-vin, l'eau « de-vie. (Vous savez, Messieurs, que le vocable « alcool » « vient de l'Arabe.)

« L'alcool est le monarque des liquides ; il est même « devenu dans nos mains une arme formidable, car les « nations du nouveau monde ont été presque autant « domptées par l'eau-de-vie que par les armes à feu.

« Quoiqu'il en soit, cette soif d'une espèce de liquide « que la nature avait enveloppé de voiles, cette appétence « extraordinaire qui agit sur toutes les races d'hommes, « sous tous les climats, est bien digne de fixer l'attention « de l'observateur philosophe.

« J'y ai songé comme un autre, et je suis tenté de mettre « l'appétence des liqueurs fermentées, qui n'est pas connue « des animaux, à côté de l'inquiétude de l'avenir, qui « leur est également étrangère, et de les regarder l'une et « l'autre comme des attributs distinctifs du chef-d'œuvre « de la dernière révolution sublunaire. »

Vous voyez, Messieurs, que Brillat-Savarin a bien posé la question de savoir d'où nous vient cette appétence pour l'alcool, mais que sa réponse, pour être spirituelle, n'en est pas plus satisfaisante. Comme il est certain que l'homme peut conserver une santé parfaite en s'abstenant d'alcool et de boissons fermentées, je crois que c'est là un besoin que le roi de la création s'est créé et qu'il continue à satisfaire jusqu'à l'abus en raison des jouissances qu'il lui procure.

Contrairement à l'avis de Brillat-Savarin, certains animaux ont aussi de l'appétence pour l'alcool ; les singes boivent volontiers des boissons fermentées, les chevaux de même ; il n'est pas jusqu'aux poules qui ne mangent avec satisfaction et jusqu'à l'ivresse des graines trempées dans l'eau-de-vie.

Messieurs, je ne saurais mieux terminer cette étude générale des boissons alcooliques qu'en vous exposant, en manière de conclusion, l'avis de savants autorisés sur l'usage qu'il convient d'en faire. Voici d'abord celui du docteur A. Gautier dans son livre si documenté sur « l'Alimentation ». « L'alcool, dit-il, à une dose supérieure à « 1 gr. 50 par jour et par kilo du poids du corps est très « dangereux. Mais à dose modérée, c'est un aliment apte « à nous procurer rapidement de la chaleur et de la force, « à réchauffer le sang, comme dit le peuple, à mettre enfin « le sujet en état de fournir tout de suite un effort supé- « rieur à celui que permettrait l'alimentation sans alcool ; « c'est à la fois un combustible et un excitateur nerveux. « Les conséquences désastreuses de son abus ne doivent « pas nous faire rejeter ce précieux adjuvant de l'alimen- « tation, pas plus que les abus de la morphine ne nous « feront renoncer à ce médicament. L'usage universel des « boissons fermentées est donc logique et fondé ».

Voici maintenant l'opinion du professeur Bernheim de Nancy, publiée dans la *Revue des Revues* qui avait demandé aux représentants les plus autorisés du monde savant leur sentiment sur la thèse de M. Duclaux.

« L'alcool est un médicament qui peut faire œuvre d'alimentation, c'est-à-dire régénérateur de tissus et de « force. Mais, comme tous les médicaments, l'alcool est « aussi un poison : c'est une question de dose et d'indivi- « dualité organique. L'alcool, à fortes doses, est toujours « un poison : il tue le corps et l'esprit ; il fait des halluci- « nations, de la démence, des paralysies, il fait de la gas- « trite, la cirrhose du foie, la goutte, l'albuminurie ; il fait « de la tuberculose. Poison dangereux et suggestif, parce « qu'il donne l'illusion de la force, de l'intelligence et de la « gaieté, il suggestionne ses adhérents et brise leur volonté.

« On a fait une campagne contre l'alcool. Mais faut-il en « proscrire l'usage comme l'abus ? Dans le monde, beau- « coup de gens bien élevés, un peu par crainte, un peu « par snobisme, ne boivent que de l'eau, volontairement « réfractaires au vin généreux de France.

« Cet ostracisme n'est pas justifié. Faut-il interdire le « vin parce que à dose forte, il est toxique? Autant pros- « crire la viande parce qu'elle contient de la ptomaïne, les « œufs parce qu'ils contiennent du phosphore, la pomme « de terre parce qu'elle contient de la solanine, le vinaigre « parce qu'il contient de l'acide acétique, et les eaux mi- « nérales dont on se gorge en dépit du soufre et de l'ar- « senic qu'elles recèlent.

« L'alcool, comme tout ce que nous ingérons, a du bon « et du mauvais ; il est bienfaisant ou pernicieux : il con- « vient dans certaines circonstances et pas dans d'autres. « Il ne convient jamais à fortes doses. Il ne doit être ni « prescrit outre mesure, ni proscrit à outrance. Il ne mé- « rite ni cet excès d'honneur, ni cette indignité.

« Professeur Bernheim, de Nancy ».

A propos de cet ostracisme dont parle le professeur Bernheim, permettez-moi de vous lire encore ce que pense Brillat-Savarin des médecins qui interdisent le vin à leurs malades.

« Puisque je tiens les docteurs à diplôme, je ne veux pas « mourir sans leur reprocher l'extrême sévérité dont ils « usent envers leurs malades.

« Dès qu'on a le malheur de tomber dans leurs mains, « il faut subir une kyrielle de défenses et renoncer à tout « ce que nos habitudes ont d'agréable.

« Je m'élève contre la plupart de ces interdictions « comme inutiles.

« Je dis inutiles, parce que les malades n'appètent ja- « mais ce qui leur serait nuisible.

« Au surplus, il faut qu'ils sachent bien, ces ordonna- « teurs sévères, que leurs prescriptions restent presque tou- « jours sans effet ; le malade cherche à s'y soustraire ; ceux « qui l'environnent ne manquent jamais de raisons pour « lui complaire et on en meurt ni plus ni moins.

« J'émets mon avis avec d'autant plus de confiance qu'il « est appuyé sur des faits nombreux et que les praticiens « les plus heureux se rapprochent de ce système.

« Le chanoine Rollet, mort il y a cinquante ans, était « buveur, suivant l'usage de ces temps antiques : il tomba « malade et la première phrase du médecin fut employée « à lui interdire tout usage du vin. Cependant, à la visite « suivante, le docteur trouva le malade couché et, devant « son lit, un corps de délit presque complet, savoir : une « table couverte d'une nappe bien blanche, un gobelet de « cristal, une bouteille de belle apparence et une serviette « pour s'essuyer les lèvres.

« A cette vue, le médecin entre dans une violente co- « lère et parlait de se retirer, quand le malheureux cha- « noine lui cria d'une voix lamentable : « Ah ! docteur, « souvenez-vous que quand vous m'avez défendu de boire, « vous ne m'avez pas défendu le plaisir de regarder la « bouteille ».

Après l'avis de Brillat-Savarin, je vous donnerai encore celui d'un de nos ministres, avis qu'il a clairement exprimé en faisant spirituellement ses réserves en passant devant le stand d'une ligue antialcoolique à la dernière exposition d'hygiène sociale au Grand Palais de Paris. Il s'agit de M. Dubief, ministre du Commerce, qui est Bourguignon.

Je vous rappellerai en terminant que l'alcool pris à jeun est bien plus nocif que lorsqu'il est ingéré après manger ; à jeun il finit par altérer profondément les muqueuses stomacale et intestinale ; rien que de ce chef, les soi-disant apéritifs devraient être absolument proscrits ; quant au petit verre de liqueur pris après le repas, il est quelquefois utile dans les cas de digestion un peu paresseuse ; la Chartreuse et la Bénédictine, malgré leur parfum clérical, conviennent particulièrement mais il ne faut pas en faire ne habitude.

Messieurs, je passe à l'étude du vin pour lequel je me bornerai à des notions générales.

Le vin contient de l'eau, des alcools, dont le plus abondant est l'alcool éthylique, en proportion très variable, comme vous le savez, de 45 à 130 p. 1000 de leur poids ; il renferme en outre des éthers, des essences et des substances fixes ; ces dernières constituent l'extrait sec qui est composé pour une moitié de glycérine, de tartre, de matières colorantes et de sels minéraux (phosphates et sulfates de potasse et de chaux), et pour l'autre moitié de dextrine, de sucres, de tannin, de sels organiques, citrates, malates et enfin de matières albuminoïdes. La proportion de cet extrait varie entre 15 et 90 ou 100 gr. par litre ; les vins de Bourgogne, du Bordelais et du Midi en renferment de 16 à 26 gr.

Le bouquet des vins est dû en partie aux éthers fournis par l'union des alcools aux acides et en partie à des huiles essentielles encore mal définies qui constituent la véritable essence du bouquet des vins.

On sait aujourd'hui que les différents bouquets tiennent à la variété des ferments suivant les crûs et les cépages ; on est parvenu à sélectionner ces levures et à donner au vin le bouquet désiré.

Le ferment du raisin n'est pas, comme on serait porté à le croire, contenu dans le fruit, mais se trouve à sa surface dans cet enduit poussiéreux que vous connaissez tous. Il en est de même des autres fruits fermentescibles, pommes, poires, cerises, etc., ainsi que pour les grains ; c'est là un fait peu connu, je crois, que je vous signale en passant.

Quant au moëlleux, ou encore le velouté du vin, cette qualité si prisée, la cause ou l'origine en a été recherchée tout récemment par M. Muntz, de l'Académie des Sciences, qui estime qu'il y a grand intérêt à mieux connaître la composition des boissons fermentées ; d'après ce savant, le moëlleux serait dû à de la pectine, ce principe mucilagineux qui communique aux liquides une certaine viscosité appréciable au palais et qu'on retrouve d'ailleurs dans d'autres boissons comme le cidre. Or, la pectine est d'autant plus abondante dans un vin que le raisin a été récolté plus mûr, d'où la conséquence pratique que pour obtenir des vins veloutés il faut faire la vendangc tardivement et attendre que le raisin ait un peu dépassé sa maturité normale. Avis, messieurs, à ceux d'entre vous qui ont la bonne fortune de posséder des vignes ; j'ai puisé ce renseignement dans une chronique scientifique de De Parville parue il y a quelques jours et j'ai pensé qu'il pourrait vous intéresser.

J'ai lu dans ce même article, sous le titre « Vive l'alcool » que nos pêcheurs de Terre-Neuve suivaient le régime alcoolique suivant : à 3 heures du matin, 6 centilitres d'eau-de-vie, sous le nom de crève-capot, sans café, ni biscuit, ni pain ; à 8 heures, 2e ration de 6 centilitres ; à 11 heures, 3e ration et toujours à jeun. Après le repas de midi, 4e ration, puis deux autres dans l'après-midi, et toujours de 6 centilitres ; ce qui fait 36 centilitres sans compter le vin bu aux repas.

Voilà un milieu où l'on est bien convaincu que l'alcool est le meilleur des aliments.

Sur les bateaux américains qui pêchent à côté des notres, l'alcool est rigoureusement interdit, et il n'est délivré aux équipages que du café et du thé. Je m'abstiens de commentaires.

Le vin, outre son action stimulante, a un certain rôle alimentaire par sa glycérine, ses matières albuminoïdes, ses sucres, sels minéraux ; et ces qualités l'ont fait admettre dans la ration du soldat en campagne ; la ration est de o l. 25, elle est allouée à tout homme bivouaqué et distribuée dans les autres circonstances le plus souvent possible et suivant les ressources des ordinaires. Le vin venant à faire défaut peut être remplacé par o l. 0625 d'eau-de-vie, ou encore par o l. 50 de bière ou de cidre suivant les ressources de la région traversée ou occupée par les troupes.

Il me reste, Messieurs, à vous parler de la bière et du cidre, sur lesquels je serai bref.

La bière a un titre alcoolique variant de 3° à 7° suivant les marques et les pays ; elle contient en dissolution dans de l'eau, outre l'alcool, des matières azotées, des dextrines, des sucres, des produits amers, des acides lactique, malique, tannique, des sels et particulièrement des phosphates, et enfin de l'acide carbonique qui la rend mousseuse.

C'est donc une boisson moins alcoolique que le vin, plus nutritive que lui, légèrement tonique par ses amers et stimulante par son acide carbonique. Beaucoup de personnes l'ont adoptée en mangeant. La bière engraisse et l'abus conduit à l'obésité, à la dilatation de l'estomac et à l'hypertrophie du cœur ; cette dernière lésion est fréquente en Allemagne où elle est connue sous le nom de Bierherz.

Le cidre a, comme la bière, un titre alcoolique assez variable ; les cidres mousseux titrent de 5 à 5,25 ; les cidres non mousseux de 3 à 4,5. Outre l'alcool, le cidre contient par litre 30 à 60 gr. d'extrait sec, des acides organique, malique et tannique, et une assez grande quantité de pectine, 6 à 10 gr. par litre.

En France on en produit annuellement 14 millions d'hectolitres.

C'est une bonne boisson, qui convient, dit-on, aux pléthoriques, aux arthritiques, aux goutteux dont elle alcalinise le sang grâce aux sels organiques qu'elle contient en assez grande quantité. Mais c'est une boisson *froide*, dit Gautier ; aussi les Bretons et les Normands sont-ils portés à en atténuer ou corriger la froideur, si je puis m'exprimer ainsi par quelques gorgées d'eau-de-vie, et vous savez que de l'usage à l'abus le pas est vite franchi.

Si en campagne on vous offre un cidre trouble, glaireux, filant et trop acide, vous ferez bien de le refuser.

Troisième Conférence

(2 MAI 1905)

DE L'ALIMENTATION DU SOLDAT EN CAMPAGNE

MESSIEURS,

DANS cette troisième et dernière conférence j'aborde le sujet primitivement choisi, celui de l'alimentation du soldat en campagne ; vous vous rappelez qu'au début de la première conférence je vous disais l'utilité d'une étude préalable des substances et des boissons alimentaires. Les notions que je vous ai exposées alors trouveront leur application, comme vous le verrez, dans l'étude de l'alimentation du soldat en campagne.

Si l'hygiène alimentaire a d'une manière générale une grande importance soit dans la vie civile soit pour les troupes en temps de paix, elle acquiert une importance bien plus considérable encore, majeure même pour les troupes en campagne. « Ventre affamé dit-on, n'a pas d'oreilles », mais on pourrait ajouter « n'a pas de jambes ». Les exemples sont en effet nombreux dans l'histoire militaire de pertes de batailles, de désastres mêmes dûs à cette unique cause, l'insuffisance ou la mauvaise qualité de la nourriture. J'en citerai deux exemples seulement. En 1812, le général de la Martinière opérant en Portugal écrivait au Ministre que son armée avait été vaincue en vue de Salamanque par suite des distributions irrégulières des vivres et de la vie de maraude des soldats qui en fut la conséquence. En 1870, le 18 août, à la bataille de Saint Privat, un lieutenant-colonel chargé de conduire un convoi de munitions rencontre une grande quantité de troupes en retraite désordonnée ; il leur annonça qu'il leur apportait des cartouches « Ce n'est pas des cartouches qu'il nous faut, répondirent-ils, c'est du pain ». Et en effet ces soldats étaient encore munis de cartouches en quantité suffisante.

Reprenant la comparaison que j'ai faite antérieurement de l'organisme humain avec une machine ou un moteur, je pourrai dire que son rendement efficace sera en rapport avec la qualité et la quantité du combustible qui lui sera fourni, et en temps de guerre ce rendement doit être intensif. Mais, me direz-vous, l'énergie physique ne suffit das, un autre facteur intervient pour entretenir l'endurance et soutenir le courage du soldat, c'est l'énergie morale, le sentiment du devoir ; cela est vrai, mais ces qualités, quoique d'essence morale, n'en sont pas moins influencées dans une certaine mesure par l'état des forces physiques.

Il importe donc, sous tous les rapports, que le soldat en campagne soit bien nourri.

Voyons comment les réglements en vigueur assurent cette alimentation.

Je crois devoir vous rappeler ici qu'il y a deux rations de campagne, la ration dite normale réservée aux troupes en stationnement prolongé ou délivrée au cours d'une période de guerre n'imposant pas de grandes fatigues, et la ration forte allouée dans les périodes actives de la campagne.

Chacune de ces rations comprend quatre classe de denrées, qu'on dénomme vivres-pain, vivres-viande, petits vivres et vivres liquides.

La ration forte se compose de 750 gr. de pain de repas, ou de 700 gr. de pain biscuité ou 600 gr. de pain de guerre ; de 500 gr. de viande fraîche, ou 300 gr. de porc salé, ou 250 gr. de conserve de viande. Comme petits vivres, elle comprend : légumes secs ou riz 100 gr., ou pommes de terre 750 gr., saindoux 30 gr. ou graisse de bœuf 40 gr. ou lard salé 40 gr. ou potage condensé 30 ou 40 gr. suivant la variété (ce potage est délivré les jours de distribution de conserves de viande), sel 16 gr., sucre 21 gr., café torréfié 24 gr. ou café vert 28 gr. 1/2 ou encore café en tablettes 22 gr. 1/2.

Pour les liquides, dont la délivrance est accordée à tout homme bivouaqué, la ration est de 0 l. 25 de vin, ou 0 l. 0625 d'eau-de-vie, ou 0 l. 50 de bière ou de cidre.

La ration normale à la même composition, sauf en ce qui concerne la viande fraîche réduite à 400 gr. au lieu de 500 gr., le porc salé 240 gr. au lieu de 300 gr. ; la conserve de viande, 200 gr. au lieu de 250 gr. ; pour les légumes secs ou le riz, il n'est alloué que 60 gr. au lieu de 100 gr. ; pour les pommes de terre que 450 gr. au lieu de 750 gr. ; pour le café torréfié 16 gr. au lieu de 24 gr. ; pour le café vert 19 gr. et le café en tablettes, 15 gr.

Quelques mots sur chacun des éléments de cette ration,

Dans les 750 gr. de pain de munition n'est pas compris le pain de soupe, dont la ration est de 250 gr. et qu'il appartient aux ordinaires de se procurer soit qu'ils l'achètent directement, soit que l'administration des subsistances le leur fournisse à titre remboursable.

Dans la période active, les ordinaires ne pourront que rarement se procurer du pain de soupe ; c'est dans cette prévision que la ration forte a été établie. Le pain de munition pèse 1 kg. 500 et donne deux rations ; il doit pouvoir se conserver 5 jours en été et 8 jours en hiver.

Le pain biscuité est fabriqué avec les mêmes matières que le pain ordinaire, mais avec une moindre quantité de levain ; il est en outre soumis à une cuisson plus prolongée afin d'en assurer la plus longue conservation. En voici un échantillon ; il est moins bombé que le pain ordinaire et sa croûte est plus épaisse ; vous voyez sur sa face supérieure deux coupures en croix, faites au couteau au moment de l'enfournement et destinées à favoriser une bonne cuisson de la masse intérieure.

Ce pain pèse 1400 gr. en moyenne et donne deux rations ; quand il est fabriqué avec du levain de pâte, il se conserve 18 à 20 jours dans les manutentions ; en campagne il n'en est plus de même et il est prudent de le consommer vers le 12e jour. Une Instruction ministérielle toute récente (elle date du 10 avril dernier), prescrit aux intendants de faire de nouveaux essais en vue de l'amélioration du pain biscuité en employant des farines blutées à 30 p. 100, et en portant à 25 jours la durée de la conservation.

Quant au pain de guerre, qui remplace aujourd'hui l'ancien biscuit, il en diffère par les particularités suivantes. On emploie pour sa fabrication, non seulement de la farine et de l'eau comme pour le biscuit, mais aussi du sel et du levain de pâte ou de la levure de grains.

En voici des échantillons ; ces galettes sont, comme vous le voyez, plus petites que celles du biscuit et ne pèsent que 50 grammes ; la ration qui est de 600 gr. se trouve donc fractionnée en 12 portions, fractionnement qui me paraît avantageux sous plusieurs rapports ; arrimage plus facile dans le sac ou le paquetage, moindre friabilité et commodité pour la division des repas.

Le pain de guerre a une odeur et une saveur plus agréables que le biscuit et se prête aux mêmes préparations que lui ; brisé en morceaux, il se trempe très bien en un quart d'heure dans le bouillon en ébullition.

On l'emploie soit comme pain de repas, soit dans diverses préparations culinaires.

Comme pain de repas, on peut le manger tel quel, mais comme il est de matiscation assez difficile, il est préférable de le ramollir ; pour cela il suffit de l'envelopper quelques heures avant (la veille, par exemple, pour être mangé le lendemain matin) d'un linge imbibé d'eau simple ou légèrement salée ; cette simple précaution suffit pour le rendre d'une mastication facile. En campagne, le soldat pourra placer le biscuit ainsi enveloppé sur son sac, dans une gamelle ou une marmite.

Voici une galette que j'ai enveloppée à 4 heures d'un linge humide ; vous voyez qu'elle est suffisamment ramollie pour être sectionnée avec un couteau ; nous constatons aussi que la tranche présente un bel aspect blanc.

Une Instruction ministérielle du 21 décembre 1891, signée de Freycinet, donne sur la consommation et le mode d'emploi du biscuit, des indications qui s'appliquent au pain de guerre ; il y est question du ramollissement préalable de cette denrée dans l'eau salée ou dans une infusion de café légère.

Cette même Instruction prévoit aussi l'emploi du biscuit dans diverses préparations culinaires et prescrit aux corps de troupe de faire plusieurs fois par an des repas en plein air dans lesquels le biscuit sera préparé avec les ustensiles de campement et consommé soit avec le café, soit avec une soupe, soit dans un ragoût ; cette mesure est prescrite dans le but d'apprendre au soldat, dès le temps de paix, à utiliser le biscuit en campagne. A cet effet, les généraux de brigade peuvent autoriser, sur les fonds de l'ordinaire, les dépenses pour le matériel nécessaire à la préparation du biscuit.

Les viandes fraîches distribuées en campagne peuvent être le bœuf, la vache, le mouton et éventuellement le cheval ; la ration forte en est de 500 gr., la ration normale de 400 gr. ; la viande est délivrée non désossée et les abats ne font pas partie de la distribution. Je vous ai assez longuement entretenus dans la première conférence de la composition de ces viandes et de leur valeur alimentaire pour ne pas y revenir aujourd'hui ; je vous rappellerai seulement que j'ai appelé votre attention sur la valeur nutritive de la viande de cheval, équivalente à celle du bœuf et sur l'utilisation dans la ration des chevaux tués au combat. Quant à la quotité de la ration de viande, qui dépasse de beaucoup celle que je vous indiquais comme suffisante dans les conditions ordinaires de la vie, elle n'est pas trop forte si l'on considère d'une part que, la viande étant délivrée non désossée, la ration forte se réduit à 400 gr. au plus de viande nette et la ration normale à 320 gr., d'autre part qu'il s'agit d'alimenter des hommes jeunes dont la croissance et le développement, pour la plupart du moins, ne sont pas achevés et qui sont en outre soumis à des fatigues exceptionnelles entraînant une usure rapide de leurs tissus et nécessitant par suite un apport plus considérable d'aliments plastiques.

Quel sera, Messieurs, le meilleur mode de préparation de ces viandes à adopter dans les périodes actives d'une campagne ? Ce n'est certainement pas le pot-au-feu. Voici à ce sujet l'opinion exprimée par le général Martin des Pallières après les événements de 1870. « Comprend-on, « écrit-il, que depuis nos guerres d'Afrique, l'alimentation « du soldat en campagne repose sur le pot-au-feu deux « fois par jour, c'est-à-dire sur un mode de nourriture qui « demande, pour être mangeable, 5 à 6 heures de cuisson « deux fois par jour ; mettons 4 heures seulement, cela « fait 8 heures pendant lesquelles toute opération militaire « doit être suspendue. Et nous avons la prétention d'avoir « une armée mobile ! Oui, mais à la condition qu'on ne « tienne plus compte du bien-être du soldat, qui ne se « nourrira plus que de pain sec, de biscuit et ne boira que

« de l'eau, régime peu fait pour lui conserver ses forces, « alors qu'il porte continuellement sur ses épaules un « poids de 60 livres ». Le général ajoute que pendant la retraite d'Orléans. plusieurs de ses régiments n'avaient pas eu le loisir, pendant 7 jours, de faire cuire leurs vivres plus d'une fois et que les hommes jetaient la viande qui les chargeait inutilement.

Ceci, Messieurs, est un enseignement et nous montre bien l'importance de la rapidité de la préparation des repas en campagne, condition que le pot-au-feu est loin de réaliser.

Mais ce n'est pas la seule raison qui ait été invoquée pour rejeter ce mode de préparation de la viande ; il en est une autre basée sur la faible valeur nutritive du bouillon et du bouilli dont je vous ai longuement entretenu dans la première conférence ; le médecin-major Schindler, qui a publié en 1887 un opuscule sur l'alimentation des troupes en campagne, insiste beaucoup sur cet argument, et parlant des propriétés peptogènes du bouillon, demande ironiquement s'il est bien nécessaire d'exciter les facultés digestives du soldat ; je ne le crois pas plus que lui ; enfin il termine son réquisitoire par ces mots : « La « soupe grasse, que ses partisans en soient bien convaincus, « est un préjugé en tout temps ; elle n'est pas même un « trompe-la-faim en temps de guerre ». Ce qui justifie chez Schlinder la violence de ce réquisitoire contre le bouillon et le bouilli, c'est qu'il proposait de substituer au bouillon, et avec raison je me hâte de l'ajouter, une soupe préparée avec de la farine de légumineuses (pois, haricots ou lentilles), soupe très nutritive en effet, et se préparant en cinq quarts d'heure et de remplacer le bouilli par la viande rôtie ; à cet effet, il exprimait le vœu de voir entrer dans la ration du soldat en campagne la graisse qui n'en faisait pas partie, en effet, à l'époque où il a publié son opuscule. Ce desideratum est aujourd'hui réalisé, ainsi que celui relatif à l'adoption de farines de légumineuses et d'autres encore formulés par le médecin-major Schindler, dont les vues me paraissent avoir inspiré l'administration du ministère de la guerre dans l'établissement du tarif des rations et des denréss qu'elles comportent.

En ce qui concerne la soupe grasse, je serai moins radical que lui, estimant que ce mode de cuisson de la viande peut être conservé au moins pendant les périodes de stationnement prolongé, mais une fois seulement par jour et deux ou trois fois par semaine. Ce n'est pas que j'en méconnaisse aujourd'hui la faible valeur nutritive ; il ne renferme en effet que 7 gr. de principes albuminoïdes assimilables par litre, ce qui tient à la pratique de l'écumage qui enlève au bouillon la plus grande partie des principes azotés solubles et coagulables, en même temps qu'une certaine quantité de graisse ; un moyen d'éviter cette perte, en partie du moins, c'est de ne mettre la viande dans la marmite que lorsque l'eau est sur le point de bouillir ; il se forme ainsi moins d écume parce que les albuminoïdes solubles n'ont pas le temps de passer dans l'eau, étant presque immédiatement coagulées dans la chair même. Mais le bouillon renferme aussi beaucoup de sels minéraux. 4 gr. 20 par litre, dont vous connaissez l'importance dans l'alimentation et qui sont surtout des phosphates.

En résumé, quelle que soit sa teneur en principe alibiles, on ne peut méconnaître que c'est un aliment réconfortant, excitant, susceptible de relever immédiatement les forces défaillantes, parce qu'il est immédiatement assimilable, sans effort des organes digestifs, et comparable sous ce rapport aux boissons alcooliques. En outre, le pot-au-feu contribuera à apporter un peu de variété dans les menus.

En stationnement prolongé, un soin particulier pourra être apporté à sa préparation, et l'adjonction de pain, de légumes verts ou secs et de pommes de terre viendra apporter son contingent de principes alibiles ; le soldat aura ainsi la bonne soupe de famille dont mon confrère le Dr Zilgien vantait récemment les qualités nutritives dans sa conférence à la Société industrielle de l'Est.

Le rôti de viande remplacera avantageusement le bouilli les jours où l'on ne fera pas la soupe ; on utilise pour cela le couvercle de la marmite de campement, du nécessaire Bouthéon ou même de la gamelle individuelle pour les hommes isolés, en ayant soin de découper la viande en autant de morceaux qu'il y a de rationnaires, afin de gagner du temps ; le rôtissage dans ces conditions ne demande que 15 à 20 minutes ; la graisse qui reste sera utilisée pour une soupe ou toute autre préparation culinaire.

Messieurs, à défaut de viande fraîche qui doit, si les circonstances et les approvisionnements le permettent, être distribuée chaque jour, il est délivré du porc salé non désossé, à raison de 300 gr. pour la ration forte et de 240 gr. pour la ration normale. La quantité de porc salé est suffisante et équivaut à peu près à la viande fraîche ; la viande salée ne perd que 3 gr. environ de principes albuminoïdes par kilogr., lesquels ont passé dans la saumure ; elle renferme beaucoup moins d'eau et par suite est plus riche en principes nutritifs assimilables qu'un même poids de viande fraîche. Cette viande servira, après dessalage à faire soit de la soupe, soit de préférence des rôtis ou des ragoûts.

Quant à la viande conservée, elle est délivrée en boîtes contenant un kilogr. de viande cuite de bœuf nette et désossée, mélangée de graisse et de gelée ; chaque boîte donne 4 rations fortes ou 5 rations normales. Cette viande peut être consommée froide ou subir les mêmes préparations culinaires que le bouilli du pot-au-feu, mironton, hachis ou en salade, etc. Pour retirer facilement le morceau entier de la boîte, il est nécessaire de la chauffer un peu pour fondre la gelée.

Il existe pour la cavalerie une conserve spéciale de bœuf assaisonné en boîte de 250 gr., elle remplace avantageusement pour cette arme ainsi que pour les troupes d'Algérie souvent appelées à opérer isolément, la boîte de conserve de un kilogr., laquelle une fois ouverte s'altère rapidement. Cette conserve peut se manger froide.

Je vous en montre un échantillon :

Assistant hier matin à des manœuvres du service de santé aux Cinq Tranchées, j'ai vu des soldats faisant leur popote (pommes de terre frites et café) et consommant avec une satisfaction visible une certaine conserve qui m'était inconnue ; m'étant informé, j'appris que c'était de la conserve de saucisses marque Boissonnet, qui se mange sur du pain en tartine ; j'en ai goûté et l'ai trouvée excellente. Cette conserve, dont le prix de revient est, paraît-il, assez élevé, n'existe plus dans les approvisionnements, m'a dit ce matin M. l'officier d'administration principal Leroy. Mais je crois devoir vous la signaler, car rien n'empêche les ordinaires de s'en procurer dans le commerce.

Passons aux petits vivres ; nous y trouvons d'abord les légumes secs ou le riz délivrés au tarif de 100 gr. pour la ration forte et de 60 gr. pour la ration normale. Les légumes secs ne comprennent que les haricots blancs ; il en est du moins ainsi à la manutention de Nancy qui, avec le riz, n'a en approvisionnements que des haricots. Je vous en ai fait connaître dans la première conférence la grande valeur nutritive de ce légume qui, je le rappelle, renferme par kilogr. 230 gr. de principes azotés (60 gr. environ de plus que la viande) et 555 gr de principes hydrocarbonés avec 15 gr. de graisse. C'est donc un excellent choix ; mais on peut formuler le vœu, ne serait-ce que pour apporter quelque variété dans le régime, que les lentilles et les pois secs, aussi riches en principes nutritifs que les haricots, fassent partie des approvisionnements ; une circulaire ministérielle autorise d'ailleurs l'achat de lentilles par le service des subsistances ; le prix de revient de cette denrée est d'ailleurs légèrement inférieur à celui des haricots, du moins actuellement.

Quant au riz, il ne renferme que 70 °/₀₀ de principes azotés, mais une proportion d'hydrocarbonés de beaucoup supérieure à celle des haricots, 800 °/₀₀ ; il est donc comme aliment plastique très inférieur aux haricots, et bien qu'i fournisse un plus grand nombre de calories en raison de sa teneur en hydrocarbonés, il ne peut être considéré comme l'équivalent nutritif des haricots, lentilles ou pois.

Je ne m'attarderai pas à vous indiquer les différents modes de préparation de ces légumes et vous dirai seulement que leur cuisson ne demande que 1 h. 30' à 2 heures, surtout si on a pu les faire tremper préalablement dans l'eau froide ; il ne faut pas rejeter l'eau de cuisson, qui contient beaucoup de principes alibiles et peut servir à faire une soupe.

Il sera question plus loin des pommes de terre, qui peuvent remplacer éventuellement le riz ou les légumes secs, à raison de 750 gr. pour la ration forte et 450 gr. pour la ration normale.

Je n'ai rien de particulier à vous dire des assaisonnements gras, saindoux, ration de 30 gr., graisse de bœuf ou lard salé, ration de 40 gr., sinon qu'ils ne sont pas délivrés les jours où l'on consomme des conserves de viande, et sont alors remplacés par les potages condensés, dont il existe actuellement dans les approvisionnements deux variétés.

La première est un potage aux haricots, dénommé conserve de purée de légumes ; le poids net en est de 200 gr., soit 5 rations de 40 gr. La boîte contient une petite quantité de viande. Pour l'emploi, on en délaye le contenu dans deux litres d'eau tiède et l'on fait bouillir dix minutes; pour obtenir une purée, on réduit la quantité d'eau à un demi-litre. L'autre variété de potage condensé, de fabrication plus récente, est le potage dit Bretonnière ; le poids net en est de 240 gr., soit 8 rations de 30 gr.; il contient une farine de haricots cuits et écrasés en purée entre deux rondelles de viande placées au fond et dans le dessus de la boîte. Le produit est salé et assaisonné ; pour l'emploi en potage, on le délaye dans un demi-litre d'eau froide, puis on ajoute un litre et demi d'eau, on fait bouillir pendant 5 minutes. Pour obtenir une purée, on opère comme pour la première variété.

M. l'officier d'administration principal Leroy, qui a goûté ces potages, les a trouvés excellents; en ce qui me concerne, je n'ai pu les apprécier que par l'odorat et leur ai trouvé un fumet très engageant. Ces deux conserves nous offrent donc deux qualités essentielles pour l'alimentation en campagne, la rapidité de la préparation et le pouvoir nutritif.

La ration de sel est uniformément de 16 gr.; les subsistances ne délivrant pas d'autres condiments, le capitaine Hœffelé conseille aux ordinaires de s'en procurer et de faire le mélange suivant : 100 gr. de feuilles de laurier, 100 gr. de clous de girofle, 50 gr. de poivre blanc et 30 gr. de poivre noir, le tout pulvérisé ; afin d'en éviter l'abus, ces épices seront mélangés au sel dans la proportion de 10 gr. pour 1 kilogr. de sel, et ce mélange prendra le nom de sel épicé.

La ration de sucre est de 21 gr. Je vous ai fait connaître, dans la première conférence, le pouvoir énergétique de cette denrée, qui fournit 4000 calories au kilogr., soit 84 calories pour les 21 gr.; je vous ai entretenus aussi des expériences faites dans l'armée allemande, d'où il résulte que s'il est vrai que le sucre augmente réellement l'endurance du soldat et sa résistance à la fatigue, ce n'est pas en le substituant à un autre élément de la ration, mais en le donnant en supplément de ration. Les expériences instituées dans les régiments de cavalerie de Nancy, lesquelles ont consisté à substituer dans la ration de quelques chevaux de la mélasse (pain mélassé Vouri) à une certaine quantité de fourrage, viennent corroborer les constatations faites en Allemagne; le poids des chevaux en expérience, d'après ce que m'a dit un officier de cavalerie, s'est trouvé diminué de 10 kilogr. en moyenne, après trois semaines ou un mois d'expérience.

Messieurs, je vous ai assez longuement parlé, dans ma précédente conférence, du café, de son mode de torréfaction, de préparation et de ses vertus pour ne pas y revenir aujourd'hui; je vous rappelle seulement qu'il permet de supporter quelque temps un jeûne relatif, une alimentation insuffisante, et qu'à ce titre il constitue un des bons éléments de la ration; très apprécié d'ailleurs du soldat, si je m'en rapporte à mes souvenirs de 1870.

Je vous montre ici le café en tablettes, destiné à être surtout utilisé pour les vivres du sac et de débarquement. C'est du café moulu et comprimé; chaque tablette pèse 30 gr. et porte au milieu de sa face supérieure une rainure permettant son partage facile en deux parties égales, dont chacune constitue une ration normale de 15 gr. Comme vous le voyez, ces tablettes s'effritent et se pulvérisent facilement sous la pression des doitgs. J'en ai fait préparer une infusion dans les proportions indiquées (0l25 d'eau par ration), que l'on va servir à ceux d'entre vous désireux de la goûter.

Messieurs, il a déjà été question des liquides de la ration dans la conférence sur les boissons, et je n'y reviens pas.

Telle est, Messieurs, la ration administrative à laquelle viennent s'ajouter les aliments achetés au compte des ordinaires tels que le pain de soupe, des condiments, des légumes frais ou secs ou toutes autres denrées suivant les circonstances et aussi suivant les ressources du pays occupé.

Examinons sommairement la valeur de la ration administrative au point de vue de son pouvoir calorigène. D'après le médecin-major Schindler, la ration de guerre doit produire 3739 calories ; j'ai évalué d'après les données les plus récentes les calories fournies par la ration forte en y comprenant le pain, la viande fraîche. les haricots, le saindoux, le sucre et le vin, et j'ai trouvé un total de 3754 calories, chiffre un peu supérieur à celui indiqué par Schindler ; vous remarquerez que je n'ai pas tenu compte dans cette évaluation des calories fournies par les vivres supplémentaires que peuvent se procurer les ordinaires.

Le Professeur A. Gautier est plus exigeant et demande 4200 calories pour un ouvrier soumis à un travail fatigant de 10 heures ; le soldat en campagne, qui peut lui être comparé quant à la somme de travail, trouvera ce complément de calories dans les suppléments de ration alloués au cours d'une campagne, et dont je vais vous parler.

Des suppléments extraordinaires peuvent en effet être ordonnés par le Général en chef en faveur des troupes ou fractions de troupes soit à la suite de grandes fatigues soit en vue d'un effort particulier à leur demande ; ces suppléments s'ajoutant aussi bien à la ration forte qu'à la ration normale, ne sont alloués que pour un seul jour, mais sont renouvelables. Les officiers n'y ont pas droit. Il consiste en une ration de liquide, ou en un tiers de ration de pain, soit 250 gr. ou un cinquième de ration de viande, soit 100 gr. Le Général en chef peut aussi ordonner, à titre de supplément, un demi, un tiers ou un quart de la ration forte ou normale. Enfin, ces vivres supplémentaires, à défaut de distributions régulières par le service des subsistances, peuvent être remplacés par tous autres aliments équivalents existant sur place.

Ceci m'amène à vous parler des substitutions souvent

nécessitées par les circonstances de guerre ; elles sont ordonnées par les Généraux de corps d'armée ou de division ; mais, d'après l'Instruction ministérielle du 14 juin 1900, tout officier, chef de corps ou de détachement peut, quand les troupes vivent sur le pays, prescrire ces substitutions. Il serait donc utile que chaque officier ait dans son carnet le tarif des rations et celui des substitutions ; de manière à ne pas être embarrassé quand il se trouvera avec un détachement éloigné de tout approvisionnement administratif.

Les substitutions prévues par le Règlement sont les suivantes : On peut remplacer la viande de bœuf par :

	Ration forte.	Ration normale.
Veau, mouton, porc, lapin, volaille, cheval	0 k 500	0 k 400
Boudin, œufs, fromage mou	0 k 375	0 k 300
Porc salé et fumé	0 k 390	0 k 240
Viande fumée, thon mariné, hareng salé, fromages de Gruyère, de Hollande, de Roquefort, Parmesan	0 k 250	0 k 200
Caviar. — Hareng saur	0 k 200	0 k 150
Morue salée	0 k 300	0 k 250
Morue sèche	0 k 125	0 k 100
Lait de vache	3 litr.	2 l. 50
Saucisse ou saucisson fumé	0 k 200	0 k 150
Sardines à l'huile	0 k 150	0 k 100

Le choix de ces substitutions à la viande est, comme vous le voyez, très varié ; il est aussi excellent ; car tous ces aliments possèdent une grande valeur nutritive à peu près équivalente dans les proportions où ils sont alloués, à la ration de bœuf ; ainsi le bœuf fumé, le hareng fumé, la morue salée, les fromages sont plus riches en principes albuminoïdes que la viande fraiche de boucherie ; les fromages de Gruyère et de Hollande sont notamment des aliments de premier ordre en raison de leur composition et de leur digestibilité ; les 250 gr. de Gruyère contiennent 90 gr. de principes azotés et autant de principes gras, tandis que les 400 gr. de viande nette ne contiennent que 70 gr. environ des premiers et 16 gr. seulement des seconds. Enfin, si nous comparons le pouvoir calorigène de ces denrées de substitution à celui de la viande, nous trouvons qu'ils fournissent en général un nombre de calories supérieur ; ainsi un kilogr. de bœuf désossé fournit 1750 calories, le saucisson fumé 2125, le hareng salé 2407, le hareng saur 1785, la morue sèche 3790, le gruyère 4070 ; seuls le boudin et les œufs produisent un nombre de calories un peu inférieur à celui de la viande.

Vous voyez, Messieurs, que ce tarif des substitutions est fort bien compris ; aussi vous ne vous désolerez pas si au cours d'une campagne vos hommes manquent de viande pendant un jour ou deux, où même trois, si par ailleurs vous pouvez leur allouer par voie de réquisition ou autrement quelques-unes des denrées que je vous ai énumérées, d'autant plus que la plupart d'entre elles vous permettront de réaliser le désideratum précédemment formulé de la préparation rapide des repas ; vous saurez inculquer à vos hommes la conviction que vous aurez vous-mêmes acquise de la valeur très nutritive de ces diverses denrées.

Nous n'en avons pas fini, Messieurs, avec les substitutions ; il me reste à vous dire quelles sont les denrées qui peuvent remplacer les légumes secs ou le riz : en voici l'énumération :

	Ration forte	Ration normale
Pommes de terre.	0 k. 750	0 k. 450
Navets, carottes, choux.	1 k. 000	0 k. 600
Choucroute	0 k. 600	0 k. 360

	Ration forte	Ration normale
Semoule, orge perlé, farine de froment, nouilles, macaronis, etc. .	0 k. 100	0 k. 060
Farine de maïs.	0 k. 100	0 k. 060
Chataignes.	0 k. 150	0 k. 090
Conserves de légumes.	0 k. 120	0 k. 070
Fruits secs.	0 k. 200	0 k. 120
Farine de haricots, lentilles et pois.	0 k. 090	0 k 050
Fromage de Gruyère ou de Hollande	0 k. 070	0 k. 040
Fromage mou	0 k. 110	0 k. 060

La liste de ces denrées de substitution prévues et tarifées par le règlement est, comme vous le voyez, assez longue et offre un choix très varié d'aliments aussi bien compris que celui des substitutions à la viande.

Examinons la valeur nutritive de quelques-unes de ces denrées.

Les 100 gr. de haricots secs de la ration forte administrative renferment 14 gr. de principes azotés, 1 gr. 80 de principes gras, 56 gr. d'hydrocarbonés et fournissent 305 calories environ.

Comparons ces chiffres à ceux de la pomme de terre ; la ration forte en est de 750 gr. qui contiennent 10 gr. d'albuminoïdes, un peu plus de 1 gr. de principes gras et 157 gr. d'hydrocarbonés ; donc, moindre proportion d'albumine, mais proportion notablement plus forte d'hydrocarbonés ; aussi ne serez-vous pas surpris, si vous vous rappelez les notions antérieurement exposées, que le nombre de calories est plus que doublé par rapport à celui des haricots, 634 au lieu de 305. D'après le professeur Gautier, je vous donne ce détail en passant, 3 kilogr. de pommes de terre cuites à l'eau, ou bien 1 k. 200 de frites ont la même valeur alimentaire qu'un kilogr. de pain blanc.

Prenons une autre de ces denrées, les pâtes, macaronis

ou nouilles ; les 100 gr. alloués pour la ration forte fournissent 348 calories, soit 43 de plus que les haricots.

J'ai évalué de même en vue de ce travail le rendement en calories de la plupart des autres aliments que je vous ai énumérés, et j'ai trouvé qu'ils avaient tous une valeur nutritive et dynamogène au moins égale, sinon supérieure, dans la proportion où ils sont alloués, à celle des haricots.

Vous m'avez entendu citer au nombre de ces denrées de substitution, la farine de froment et vous vous demandez peut-être sous quelle forme vos hommes pourront utiliser les 100 gr. de la ration forte ou les 60 gr. de la ration normale ; eh bien, Messieurs, on en fait avec du saindoux et quelques épices une excellente soupe très nutritive, qui ne demande guère que 20 minutes de préparation, ou bien on en fait avec quelques œufs une pâte que l'on transforme en quenelles dans de l'eau bouillante et que l'on assaisonne avec du saindoux ou du fromage ; l'eau de cuisson sert à faire une soupe ; je vous renvoie pour les détails de l'opération à la *Cuisine militaire* du capitaine Hoeffelé.

Ne soyons pas surpris de voir aussi figurer dans cette nomenclature des denrées de substitution les fruits secs au tarif de 200 gr. pour la ration forte et de 120 gr. pour la ration normale ; leur valeur alimentaire est en effet considérable comme je vous l'indiquais déjà dans ma premiere conférence ; ainsi les noix et les noisettes contiennent une proportion de principes azotés à peu près égale à celle de la viande 16 à 17 p. 100, une grande quantité de principes gras 60 p. 100 et 10 p. 100 d'hydrocarbonés ; les amandes notamment sont beaucoup plus riches en albuminoïdes que la viande 24 p. 100, avec 54 p. 100 de graisses et 10 p. 100 d'hydrocarbonés ; on trouve en outre dans ces fruits 2 gr. à 2 gr. 50 p. 100 de sels minéraux dont l'importance dans la nutrition vous est maintenant bien connue. C'est donc avec raison que ces fruits, qui sont des aliments complets et condensés, figurent dans la nomenclature des denrées de substitution ; j'ajouterai même qu'ils réalisent mieux l'idéal alimentaire rêvé par le chimiste Berthelot qui veut nous gratifier, dans un avenir assez éloigné, j'espère, d'aliments concentrés en pilules contenant la proportion d'azote, de carbone, de phosphore, etc.,. nécessaires à notre entretien.

Messieurs, de toutes les considérations que je viens de vous exposer vous concluerez, je pense, comme moi que la ration alimentaire du soldat français en campagne réunit aujourd'hui toutes les conditions requises pour lui fournir l'énergie physique nécessaire à la défense de la patrie, et nous pouvons le constater avec satisfaction et fierté.

Quelques mots maintenant des combustibles et des ustensiles de cuisine.

La ration de combustible pour les troupes campées, bivouaquées ou baraquées est de 0 k. 600 de charbon de terre et 1 k. 200 de bois par homme et par jour ; les sous-officiers ont droit à deux rations.

Les ustensiles comprennent par escouade, peloton ou batterie, outre une gamelle et un quart individuels, 4 gamelles, 4 marmites de campement et 2 sceaux en toile. Le moulin à café sert à deux escouades. La gamelle et la marmite ont une contenance de près de cinq litres ; la marmite est munie d'un couvercle qui contient 1 l. 70. Chacune de ces marmites et gamelles sert à la préparation des aliments pour 4 hommes.

Dans certains corps, la gamelle et la marmite de campement sont remplacées par le nécessaire Bouthéon que je vous montre ici, et qui comprend une marmite et une gamelle ; la marmite a une contenance de 2 litres 75 et on peut y préparer la soupe pour 2 hommes, du ragoût ou de la conserve pour 3 ou 4 hommes, le café pour 8 hommes ; la gamelle a une capacité de 1 l. 25 et remplace la gamelle individuelle dans ses usages habituels.

Le capitaine Hæffelé préconise l'adjonction à ces ustensiles, de paniers ou double-fonds en fer battu, percés de trous de deux millimètres, ayant la forme des marmites, mais une hauteur moitié moindre à peu près que celle-ci, le panier introduit dans la marmite aux bords de laquelle il serait accroché, serait destiné à recevoir les légumes qu'on pourrait ainsi retirer en une seule fois la cuisson terminée, ce qui simplifierait et faciliterait la distribution. Ce panier aurait en outre cet avantage de pouvoir faire cuire des aliments à la vapeur en mettant de l'eau au fond de la marmite et laissant un vide entre son niveau et le fond percé en écumoire du panier. Le nécessaire Bouthéon pourrait aussi en être muni. L'idée me paraît excellente et mérite d'être adoptée.

La préparation des aliments devant être faite par escouade, d'après le règlement sur le service en campagne. les ressources en vivres et en ustensiles doivent toujours être utilisées en commun, il n'est dérogé à cette règle que si quelques hommes étaient séparés de leur escouade par les nécessités du service. et c'est dans ces cas que le nécessaire Bouthéon devient surtout utile.

Messieurs, j'aborde la deuxième partie de ma conférence dans laquelle je me propose de résumer aussi succinctement que possible les prescriptions de l'Instruction ministérielle du 14 juin 1900, sur l'alimentation en campagne en ce qui concerne le fonctionnement du service ; je me bornerai toutefois à celles de ces dispositions qu'il est utile à l'officier combattant de connaître, laissant de côté tout ce qui est plutôt du ressort de l'Etat-major ou de l'Intendance.

Les approvisionnements en vivres en vue d'une campagne sont ceux de première ligne, ceux des transports stratégiques et ceux des 20 jours. Je ne m'occuperai que des premiers, ceux de première ligne, c'est-à-dire portés par les hommes ou à leur suite et destinés à assurer leur alimentation pendant la période de concentration et d'opérations.

Ils comprennent d'abord les vivres du sac ou de réserve, deux jours de pain de guerre, de petits vivres, de viande de conserve, de potage condensé et un jour d'eau-de-vie, tous sur le taux de la ration forte ; à la cavalerie il n'est délivré que cinq jours de café et de sucre et un jour d'eau-de-vie. Ces vivres sont distribués aux troupes au moment de leur départ des lieux de mobilisation ; ils sont portés dans le sac ou le paquetage, sauf l'eau-de-vie qui est transportée dans les voitures régimentaires. La conservation de ces vivres étant essentielle, ils ne doivent être consommés que sur un ordre du commandement et lorsque tout autre mode d'alimentation est impossible.

Les chefs de corps ou de détachement, hors le cas de force majeure, en sont responsables. En cas de consommation ou de perte, ils doivent être remplacés aussitôt que possible.

A côté des vivres du sac se placent les vivres de débarquement. distribués avant le départ à toutes les troupes partant par voie ferrée ou par voie de terre, et destinés à assurer leur alimentation à leur arrivée à destination en attendant la venue des trains régimentaires ou des convois administratifs. Ils comprennent pour l'infanterie deux jours de pain, légumes secs, sel, sucre, café en grains, pour la cavalerie deux jours de pain, de légumes secs, de sel, un jour de viande de conserve et de potage condensé ; tous ces vivres sont délivrés au taux de la ration forte ; ils sont transportés à la gare par des voitures réquisitionnées à cet effet ; quand les troupes prennent la voie de terre, les voitures les accompagnent jusqu'à destination.

En cours de route on assure l'alimentation des troupes en prélevant sur l'ensemble des vivres à leur suite ; les vivres consommés sont remplacés par les commandants de détachement au moyen d'achats ou de réquisitions. Le pain peut être remplacé dans les stations halte-repas pour les troupes transportées en chemin de fer.

Le service de ces stations halte-repas, installées dans certaines gares par l'administration militaire consiste en temps de guerre à fournir aux troupes de passage ayant à effectuer un parcours de plus de 12 heures un repas ainsi composé, quelle que soit l'heure du passage ; 125 gr. de viande froide de conserve, 5 gr. de sel, 0 litre 25 de café chaud sucré, avec une demi-ration d'eau-de-vie ; ce service consiste encore à fournir de l'eau pour les bidons, à remplacer le pain consommé en route et à faire des distributions d'aliments à charge de remboursement. Les officiers ont droit à ces allocations mais ne reçoivent qu'une ration.

Les troupes transportées par chemin de fer pour la concentration reçoivent, quand le trajet dépasse 12 heures, outre le repas distribué par l'administration dans les stations halte-repas, un repas fourni par l'ordinaire par 24 heures et composé de viandes froides ou charcuterie, de fromage ou d'autres denrées achetées avant le départ, en quantité suffisante pour toute la durée du parcours. Les petits vivres emportés au départ ne doivent en aucun cas être entamés pendant le trajet.

Les vivres régimentaires, transportés sur les fourgons des trains régimentaires, comprennent deux jours de pain, petits-vivres, lard, viande de conserve, potage condensé et un jour d'eau-de-vie, tous au taux de la ration forte ; pour les divisions de cavalerie l'approvisionnement de ces vivres n'est que de un jour.

Les trains régimentaires reçoivent leur chargement complet avant le départ des garnisons.

Les vivres des convois administratifs comprennent deux jours de pain, deux jours de pain de guerre, quatre jours de petits-vivres, lard, viande de conserve et potage condensé, ils sont constitués pour l'effectif des corps d'armée et sur le taux de la ration forte. Les convois administratifs reçoivent avant le départ des garnisons leur chargement complet, sauf pour le pain et le pain de guerre qui ne sont chargés qu'à l'arrivée sur la base de concentration.

Telles sont, Messieurs, les principales dispositions prévues pour la période de concentration.

Quant à l'alimentation à partir du début des opérations de guerre, elle ne peut être déterminée par des règles fixes qui ne conviennent pas aux circonstances si variées et si imprévues de la guerre ; aussi l'Instruction ministérielle se borne-t-elle à poser des principes généraux qui sont les suivants.

Il convient d'abord de ménager les vivres du sac ou de réserve et de les renouveler en temps voulu (notamment le pain).

D'une manière générale les troupes vivent sur le pays ou sur les approvisionnements de l'arrière, exceptionnellement sur le sac ; c'est en combinant ces moyens qu'on assure en toutes circonstances l'alimentation.

Toutes les fois que cela sera possible on fera fournir les repas par les habitants ou les communes soit par voie de réquisition soit par conventions amiables, et à charge de remboursement ultérieur ; la composition des repas pour la troupe et les officiers est fixée par l'autorité militaire ; mais les rationnaires devront se contenter des aliments de leur hôte s'ils correspondent à peu près à la ration réglementaire.

Tout chef de détachement opérant isolément peut par délégation exercer le droit de prescrire la nourriture chez l'habitant.

Enfin, ce moyen de subsistance est normalement employé pour les petits détachements (estafettes, vélocipédistes, télégraphistes, etc.) qui reçoivent à cet effet des ordres de réquisition et des reçus tirés d'un carnet à souche et signés à l'avance.

Au lieu de faire nourrir les hommes directement par l'habitant, on peut prescrire aux communes de préparer dans un local spécial un certain nombre de repas, notamment pour les officiers, les détachements en exploration ou en avant-garde.

S'il n'est pas possible d'assurer l'alimentation par les habitants ou les communes, on utilise les approvisionnements des trains régimentaires ; ce moyen venant à faire défaut, on exploite les ressources locales d'une zone déterminée pour distribuer directement aux troupes les denrées provenant de cette exploitation, laquelle est confiée aux officiers d'approvisionnement des corps et a surtout pour objet le ravitaillement des trains régimentaires et des voitures à viande.

On procède à cette exploitation soit par achats directs, soit par voie de réquisition. Toutes les fois qu'on le peut, on achète en traitant de préférence avec les municipalités, exceptionnellement avec les particuliers ; si l'on ne peut acheter on a recours aux réquisitions ; le droit de les exercer peut être délégué éventuellement aux commandants d'unité ou de détachement par les chefs de corps, eux-mêmes autorisés par les généraux de corps d'armée ou de division ; à cet effet ces officiers reçoivent de leurs chefs de corps des carnets à souches d'ordres de réquisition ; exceptionnellement, tout chef de détachement est autorisé, sans être porteur d'un carnet, à réquisitionner sous sa responsabilité les denrées nécessaires aux besoins de ses hommes, et c'est dans cette circonstance qu'il serait utile à tout officier de connaître le tarif des rations et des substitutions ou du moins de l'avoir dans sa poche. Les réquisitions ainsi exercées sont toujours faites par écrit en double expédition, dont l'une est remise au maire et l'autre transmise par voie hiérarchique au commandant de corps d'armée ; un reçu des prestations fournies est en outre donné à qui de droit.

Enfin, à défaut de ressources locales ou lorsque ces ressources ne peuvent être réunies en temps utile, on fait consommer les vivres du sac, lesquels seront reconstitués le plus rapidement possible soit au moyen des vivres régimentaires, soit par les ressources locales d'une nouvelle région occupée.

Les distributions aux troupes ont lieu, en principe, dans les conditions suivantes : on leur délivre chaque soir pour la journée du lendemain le pain, les petits vivres, la viande (avec du lard salé si c'est de la viande fraîche, ou du potage condensé si c'est de la viande de conserve), plus les liquides pour les troupes bivouaquées. Cette distribution est faite en principe sur les approvisionnements des trains régimentaires, qui comprennent à cet effet des voitures spéciales à viande. La partie de la ration qui n'est pas consommée avant le départ du lendemain est portée par les hommes dans l'étui-musette; cette disposition permet d'assurer, les jours de marche, la subsistance des hommes sans attendre l'arrivée au cantonnement des trains régimentaires.

En cas de combat imminent on est le plus souvent obligé de consommer les vivres du sac ; car, pour éviter l'encombrement, les trains régimentaires et les convois administratifs sont renvoyés en arrière.

En cas de marche rapide en avant ou de poursuite de l'ennemi, les ravitaillements ne pouvant s'effectuer avec régularité, on aura recours dans la plus large mesure à la nourriture chez l'habitant, mode de subsistance qui permet de donner aux troupes la liberté d'action et le repos qui leur sont nécessaires.

Pendant les marches rétrogrades, les ressources du pays traversé étant presque toutes épuisées et les convois administratifs précédant l'armée à au moins un jour de marche, on assure l'alimentation journalière par des dépôts de vivres échelonnés le long des lignes de marche par le service des Etapes, qui utilise à cet effet les denrées des magasins dont l'évacuation s'impose, celles amenées par voie ferrée ou par eau et enfin celles provenant des convois du service des Etapes ; les trains régimentaires précèdent les colonnes et vont se ravitailler à ces dépôts de vivres. Quant aux vivres des convois administratifs, on s'attache à les conserver intacts en vue d'une reprise de la marche en avant.

En terminant, Messieurs, je tiens à vous redire que je n'ai pas eu la prétention dans cette deuxième partie de ma conférence de passer en revue tous les détails extrêmement multiples et complexes du service des subsistances en campagne ; j'ai voulu seulement vous donner un aperçu général du fonctionnement de ce service en première ligne. Il appartient à ceux d'entre vous que la question intéresse spécialement en raison des fonctions qui leur sont assignées en temps de guerre de se documenter plus complètement aux sources officielles.

Je serai heureux si les quelques notions que je vous ai exposées dans cette conférence peuvent vous être utiles, et je vous remercie de la bienveillante attention que vous avez bien voulu m'accorder.

Il me reste à adresser mes bien vifs remerciements à M. l'Officier d'administration principal Leroy et à son adjoint M. Vistoo qui m'ont avec une extrême obligeance donné tous les renseignements dont j'ai eu besoin en vue de cette conférence.

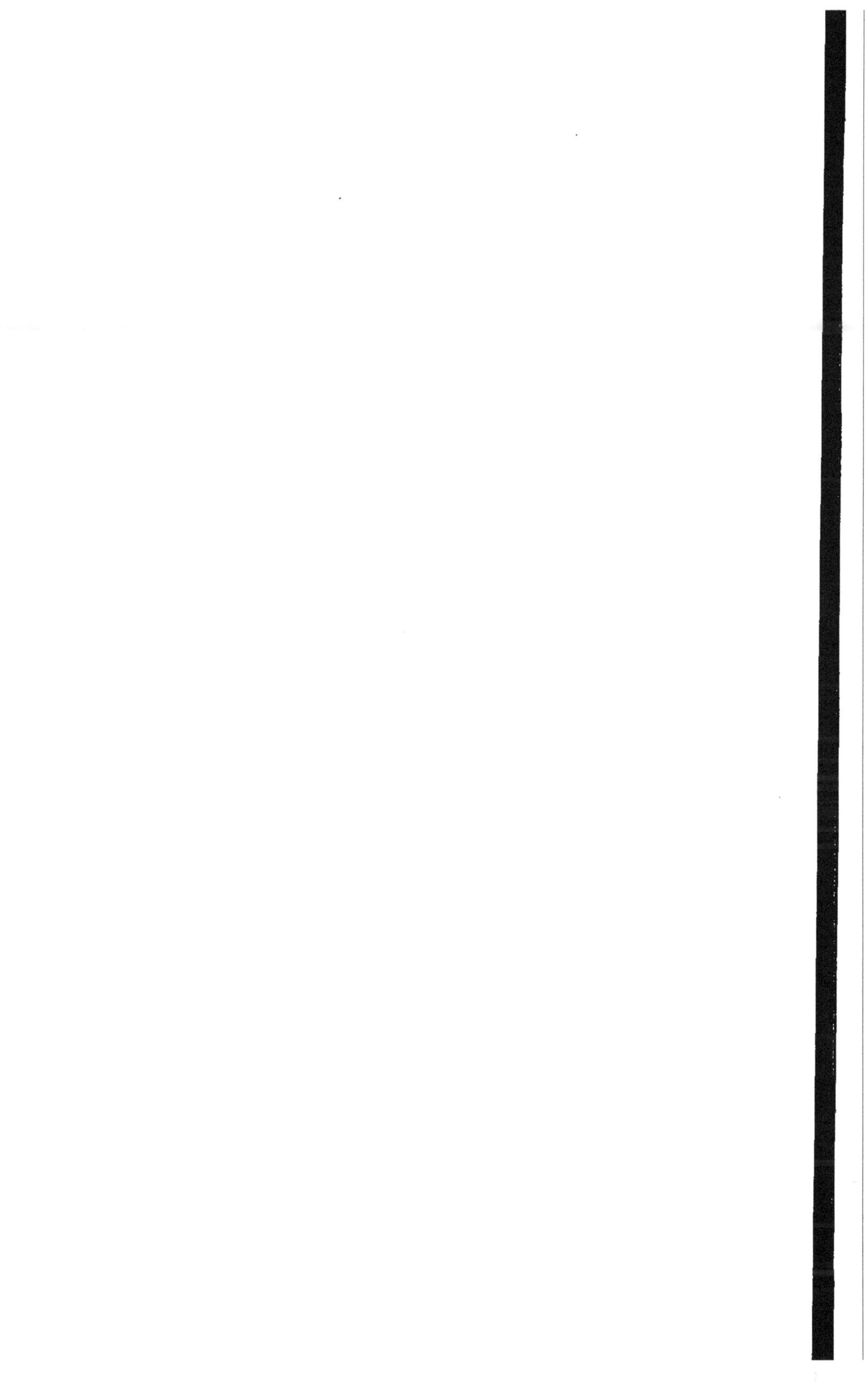

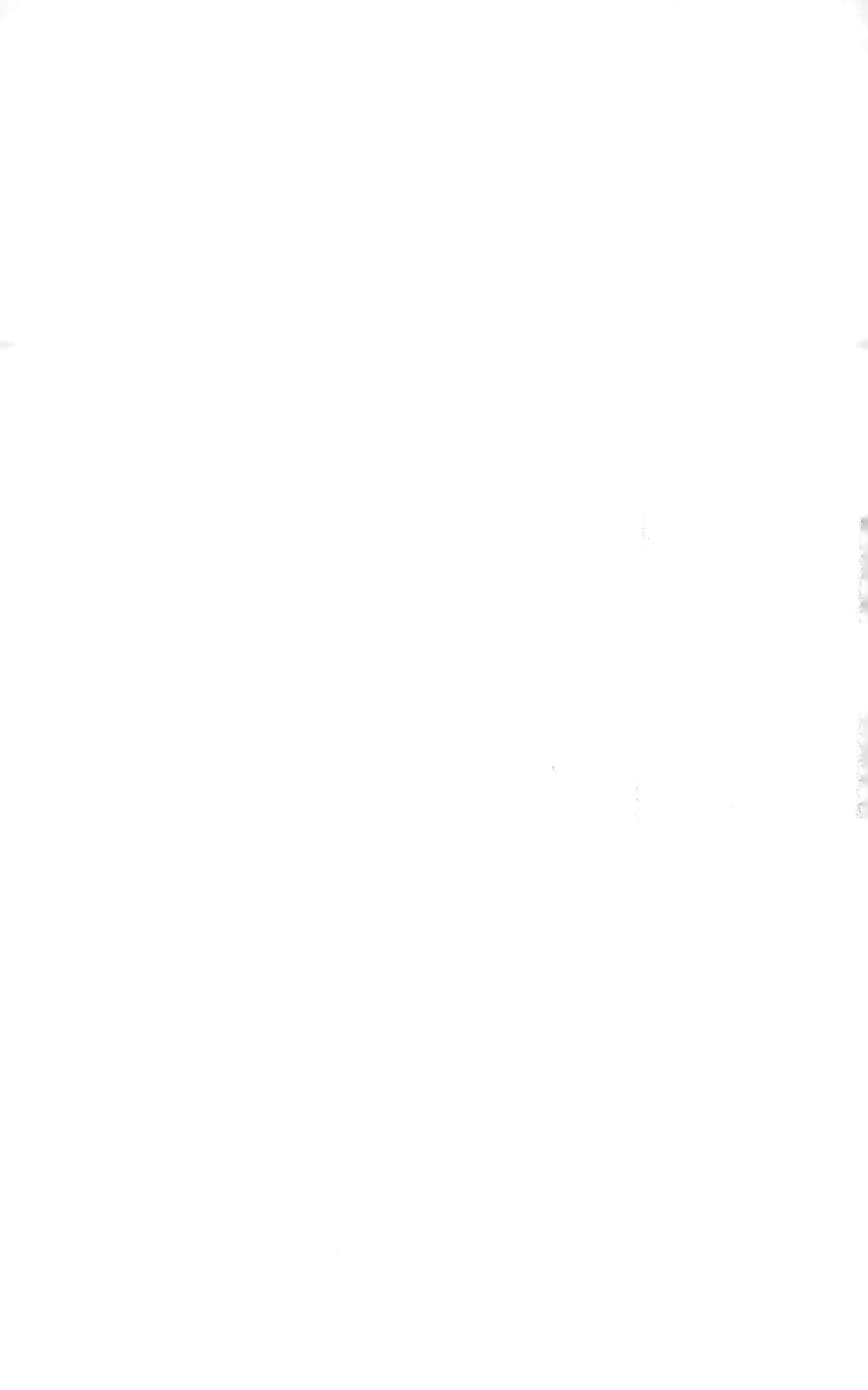

www.ingramcontent.com/pod-product-compliance
Ingram Content Group UK Ltd.
Pitfield, Milton Keynes, MK11 3LW, UK
UKHW012241240726
13966UKWH00003B/1203